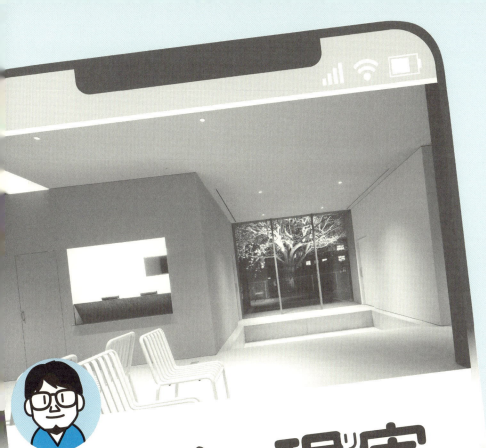

開業の現実(リアル)

👍 "いいね!"に支えられた
新米開業医の999日の記録

遠井 敬大 著

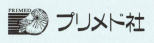
プリメド社

はじめに

「なんで開業しようと思ったのですか」とよく聞かれますが、「昔大きな病気をして、それを治してくれたお医者さんに憧れて。。。」というような素敵なエピソードがあるわけではなく、いちばんの理由は「家業」だったからだと思います。

私は父も祖父も医師で、親戚関係にも医療関係者が多数いるいわゆる「医師家系」出身です。しかも地元で開業して地域医療を担っている根っからの「家庭医」です。そのため幼い頃からなんとなく将来医師になることはイメージできており、最終的には父のクリニックを継ぐのかなとぼんやりと考えてきました。

しかし大学生の頃に父が急死したためクリニックは閉院となり、今まで考えていた「親の家業を継ぐ」というイメージは一旦白紙となりました。それでも自分が考えていた「医師」という仕事のイメージは、地域で働く父の後ろ姿そのもので、最終的には地元で地域のために医療をやりたいと思うようになりました。

そんな中で出会った「家庭医療」という道を進みながら、いつか地元で開業しようと20年近く考えた夢をついに実現する時が来ました。しかしすでに父が亡くなって20年近くが経過し、かつてクリニックがあった地で開業したとはいえ、建物はなくかかりつけの患者さんもいないまさに1からのスタートとなりました。

そんな中で困ったのが
「開業ってまずは何から始めたらいいのだろうか」
ということでした。やりたいことのイメージは昔からありましたし、MBAを取得した指導医から経営のイロハを学んだりと事前に多くの準備をしてきたつもりでしたが、実際に開業しようと決意した時には**何から手をつけたらいいかわからず呆然としました**。実際に開業関連の書籍にも多数目を通しましたが、具体的な開業までの流れや実際の困る部分などが記載されているものはなく、見様見真似で進めていくしかない状況でした。

そんな中、家庭医として開業を目指す後進たちが自分のように悩んだり失敗したりしないように、開業までの1日1日の記録をSNSを使って友達限定で発信してきたのが私の「開業日記」となります。今回その中でも「開業後」に経験した日々の悪戦苦闘した999日の記録を出版することとなりました。

　今回の書籍のポイントは<u>私のリアルな悩みに対して多くの仲間や先輩たちが実際の現場で役立つ情報としてコメントしてくれたことをなるべく忠実に再現したこと</u>です。そのため言葉遣いが口語調だったり友人向けの言い回しだったりするところもありますが、この辺りは原文を忠実に再現するためになるべくそのまま残してあります。読みづらい部分があるかもしれませんが、よりリアルな日記を体験していただければと思います。

　さらにこの本の特徴としては、開業時からの日々の悩みや実践したことを<u>時系列で記録</u>しているところです。これは他書にはない最大の特徴になると思います。自分の置かれた状況に合わせて参考にしていただければと思います。また本書はエビデンスに基づいた内容ではなく、筆者の経験した内容をもとに記録した完全にナラティブな内容となっています。まさに「N1」です。

　多くの人に参考になるかは分かりませんが、今まで語られることの少なかった「生の声」を参考にしていただけたらと思います。

　SNSの特性上コメントをいただいたすべての方から掲載許可をいただくのは大変な作業で、さらに執筆も遅く何度も諦めそうになる私を辛抱強く励ましていただいたプリメド社の存在なしにこの書籍の出版は実現しなかったと思います。改めて深く感謝の意を伝えたいと思います。

　最後に今回の出版にあたりコメント使用に関して突然のお願いにも関わらず快諾いただきご協力いただいたすべての仲間に感謝いたします。

　この書籍が少しでも開業を志す若い家庭医の先生の参考になればと思います。そして日本の地域医療の発展に少しでも役に立てればと思います。

2024年8月

遠井　敬大

目次

はじめに ……………………………………………………………………………… 2

●開業まで10日
- −10日　明日は内覧会です ……………………………………………… 12
- −9日　内覧会開催 ………………………………………………………… 12
- −8日　内覧会無事に終了 ………………………………………………… 13
- −2日　開業前々日 ………………………………………………………… 14

●開業してから
［開業100日まで］
- 1日　開業！ ……………………………………………………………… 16
- 2日　開業2日目 ………………………………………………………… 16
- 8日　口コミで広がると思うが …………………………………………… 17
- 9日　患者さんが少ないので時間があまる ……………………………… 18
- 12日　最初の6ヵ月が勝負？ ……………………………………………… 19
- 13日　みんなが気持ちよく働くには ……………………………………… 20
- 14日　貢献度の高いスタッフをどう評価する？ ………………………… 22
- 14日　初めての給料日 ……………………………………………………… 23
- 16日　開業につけこむ業者がいる ………………………………………… 24
- 18日　世間はゴールデンウィーク ………………………………………… 26
- 27日　初めてのレセプト提出 ……………………………………………… 26
- 30日　税理士さんと初めての振り返り …………………………………… 26
- 32日　集患は派手に周知か？じわじわ口コミか？ ……………………… 27
- 46日　クリニックと思われない外観らしい ……………………………… 27
- 47日　院長室を作っておけばよかった …………………………………… 28
- 48日　ドアノブコメントは重要 …………………………………………… 29
- 51日　レセプトチェック何を見たらよいのか …………………………… 29
- 55日　一人診療所ではワークシェアしないと …………………………… 30
- 56日　残業のコントロール ………………………………………………… 31
- 58日　倒産の恐怖 …………………………………………………………… 31
- 62日　時間外の問い合わせや来院にどう対応する？ …………………… 32
- 69日　社労士さんは必要？ ………………………………………………… 33
- 78日　受付終了時間を早めるか …………………………………………… 33
- 84日　住民税と社会保険料がとんでもない金額に ……………………… 34

85日	人を雇うって	34
87日	クリニック名の理由	35
98日	残業する人と残業しない人の差とは	36

[開業101日～200日まで]

111日	院長は嫌われてもよいから指示することも必要	37
111日	黒字化になる時期	38
112日	採用面接でどこを見るべきか①	39
121日	開業から4ヵ月経過して	39
124日	採用面接でどこを見るべきか②	40
129日	垣根を越えてカバーし合う職場をつくるには	41
129日	患者さんにアピールするホームページとは	41
132日	全体ミーティングはするべきか	42
138日	辞めてほしくない人ほど辞める	43
139日	スタッフのコミュニケーション能力	43
139日	師長と事務長の業務までしないと	44
143日	口座残高が気になる	44
144日	看護師さんから募集の問い合わせ	45
147日	「空いてるから」という受診理由	45
151日	受診間隔が短いと診療報酬が高くなる？	46
152日	退職する職員からフィードバックを聞く	47
153日	時間外のミーティングは残業になってしまう	48
155日	看板追加	49
160日	VisionとMissionをどう浸透させるとよいか	49
161日	本人が気付かない問題点を本人にどう伝える？	50
176日	採用面接は難しい	51
178日	スタッフへの伝達にSNSは有効か	51
181日	院長の有給休暇	53
189日	退職希望者に振り回された？？？	53

[開業201日～400日まで]

203日	公費番号	54
214日	1on1って有効？	54
216日	労災適応時の窓口負担	55
223日	日本スポーツ振興センターの給付金	55
224日	やりたい人が働きやすい職場	55
227日	開業したことでのストレスとは？	55
232日	ホームページを見ての受診の背景	56

234日	自分の給与について	56
239日	レセプト送信	57
245日	健診業務について	57
245日	開業医は薄利多売？	58
248日	有給休暇からみて必要な人とは	58
254日	時間外手当が悩ましい	59
263日	2021年振り返り	60
272日	「初診」とは？	61
277日	カルテの主病名の付け方にダメだしされる	62
278日	書類仕事が時間をとってしまう	63
279日	辞める人にどういう対応がよいか	63
283日	36協定って	64
288日	予約時間の意味って	64
292日	地域の先生方の信頼を得たい	65
297日	在宅医療はソロ診療所では無理？	65
314日	人が辞めない組織が良い組織？	66
318日	電柱看板の見直し①	67
325日	価値観を共有できる存在	68
327日	給料をもらう側と給料をつくり出す側	68
329日	SNSの口コミ評価にへこむ	70
333日	知らなかった算定	71
335日	電柱看板の見直し②	71
337日	病院に比べて開業医のほうが楽？	72
343日	財務諸表を読む力は必要だが	73
349日	スタッフミーティングは必要か	74
361日	在宅医療やるべきか	75
362日	自動釣銭機について	75
363日	開業してない人が外部からいろいろ言っても	76
363日	予約システムについて	77
366日	開業1周年	78
367日	オンライン診療について	79
382日	自院の特色が知られてきているが	80
383日	レセプトチェックで思ったこと①	81
383日	レセプトチェックで思ったこと②	81
385日	時間外業務の扱い①就業前	82
385日	時間外業務の扱い②時間外の個別面談	84

386日	書類の処分	84
387日	大型連休の前というのに	85
391日	照明の消し忘れを注意すべきかどうか	85
398日	事業計画書をもっと詰めておくべきだった	87
398日	予約制での待ち時間が悩ましい	88

[開業401日〜600日まで]

401日	スタッフの適正人数とは？	90
415日	受付終了時に余裕があるのに残業が多いのは…	91
415日	保険の加算が取れるものがあることを発見	91
417日	1年たって思うこと	92
429日	新規個別指導①	92
429日	新規個別指導②	93
445日	在宅医療のシステムがわかってなかった	94
447日	時間外の受診要望は受け入れる？	95
447日	「今日は疲れたから早めにおしまい…」	96
448日	自費の設定って難しい	96
459日	残業問題は難しい	97
466日	卸からワクチンが入ってこない	97
467日	必須スキル	98
479日	連休中の留守電	98
490日	院内ニュースは必要ある？	99
493日	同僚医師は何科がよいか	100
494日	予約なしで来院される患者さん	100
501日	院長の権限移譲	101
504日	スタッフと院長の関係は？	101
510日	非常勤スタッフの扶養家族問題	101
511日	医療材料の販売単位	102
516日	非常勤スタッフの賞与問題	102
517日	1 on 1は危険な気が	103
518日	クリニックの「売り」をキーワードで表すと	103
523日	受付で他院との違いを言ってくる人	105
523日	スタッフからの逆パワハラ	105
524日	在宅医療は部門として分離すべきか	106
526日	自己診療	107
543日	理念やクレドは作るべき？	108
546日	一人で365日24時間対応は難しそう	108

555日	開業医は好きなことができる！？	109
559日	診察室の広さについて	110
559日	ミーティングの意義について	110
559日	web予約の待ち時間	111
561日	1 on 1をやるにしても	111
563日	ネットの口コミ評価って	112
566日	スタッフに院長の決断を理解してもらうには	112
572日	院長は休めない	113
572日	退職したスタッフが受診してくれた	114
573日	経営の理論と現実	114
580日	子育て世代のスタッフの雇用	115
581日	クリニックにはMSWが必要	115
588日	開業医は好きなときに休める？	117
593日	web予約で待たされたという苦情	117
595日	自分の退職金は	118
597日	お釣りって毎日用意するもの	118

[開業601日〜999日まで]

609日	スタッフの研修義務とは	119
609日	スタッフに経営状況を知らせるべきか	120
614日	web予約の難しいところ	121
614日	医療界以外の話を聞く	121
634日	発熱外来での会計はどうしてる？	121
635日	開業医は楽？	122
638日	産休制度の設定	123
638日	医療従事者の届出	123
643日	学会に参加しづらい	123
643日	駐車場問題	124
661日	FAXは必要か	124
677日	家族の木が広がる	125
733日	1万円札からのお釣り問題	125
740日	予約システムはなかなか難しい	126
741日	給与支払いの振り込みについて	127
742日	患者さんへの説明資料	128
748日	ゴールデンウィークのレセプト作業	128
749日	面接慣れしている人は要注意？	129
753日	予約システムの評判が悪い	129

758日	予約システムと患者数	130
762日	開業医の学会参加事情	131
782日	他院の閉院を見て	132
811日	レセプト件数が大台に近づく	132
811日	院長の更衣室	132
814日	順番予約か時間予約か	133
827日	早くも受付機器が故障	134
831日	臨床以外の時間の確保が必要	134
845日	院長は労災保険使えない	135
855日	Web問診票	135
863日	外来しながら在宅医療はできるのか	136
868日	人の採用は難しい	138
884日	定期受診患者を増やしたい	139
888日	ソロで24時間対応は難しい	140
910日	休みやすい職場とは	140
920日	求職者の希望と勤務時間	141
924日	法人化のメリットとは	142
927日	SNSで遅刻・欠勤を言ってくるってアリ？	143
933日	レセ件数が最高を達成	143
939日	ネットの口コミが気になる	143
942日	適切な医療のための患者数の上限って？	144
965日	有給休暇の事後申請はアリ？	146
965日	忘年会は必要？	147
966日	待合室のイス	148
972日	人事で気が滅入ることも	149
973日	ボーナスの額をどうするか	149
980日	Web問診	150
993日	人事もやっと落ち着いてきた	150
996日	12年前の自分の目標	151
999日	自分のやること	152

●本では教えてくれない「家庭医の開業日記」開業準備編 ……………… 153

索引 ……………………………………………………………………………… 167

この本を読んでいただく前に

　この本は、筆者がSNS（Facebook）で投稿した開業後のマネジメントに関するテーマ（筆者の投稿文）とフォロワーから寄せられたコメントのスレッドごとに開業後の経過に沿って掲載したものです。

●投稿時スレッド部分
[筆者の投稿]：筆者の投稿文をほぼ投稿時のままの表現で記載
[みんなのコメントのサマリ]：フォロワーから寄せられたコメントのうち、テーマに関するもののみ選択し、さらに引用掲載を許諾いただいたものを、箇条書きに要約したもの
[セルフコメント]：フォロワーからのコメントに対する返信など筆者自身の投稿時のコメント

●投稿後に筆者が本書のために加筆した部分
[スレッドタイトル]：本書のためにスレッドごとに付けたタイトル
[追記]（明朝体部分）：セルフコメントの筆者の追記
[その後]（明朝体部分）：投稿内容について、その後の経過の報告

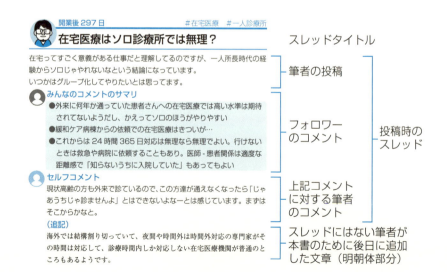

開業まで10日

開業まで 10 日

明日は内覧会です

#内覧会　#クレド

20年止まっていた時計の針が、やっと動き出します。
スタッフと当院の Credo を確認。
明日は色々な方にお会いできるのが楽しみです＾＾

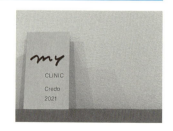

開業まで 9 日

内覧会開催

#内覧会

無事 1 日目終了
予想を上回る見学者に来ていただき有難い限りでした。
父のかかりつけだった患者さんからクリニック再開のお礼を言われる度に、帰ってきてよかったなという気持ちになりました。
複数の施設にかかっている患者さんからまとめて診てほしいという依頼だったり、まだ元気だけどなんでも相談できるかかりつけ医が欲しいのでお願いできないか？という依頼だったりとこちらの想いとリンクするニーズは確かに感じました。
カフェの周りのベンチでお茶を飲みながら人が集まり、芝生で走る子供達の姿はまさに自分の目指していたところでもあるので、まずは良い傾向かなと思っています。
明日は 2 日目、天気は微妙とのことですが皆さまのお役に立てるように頑張ります＾＾

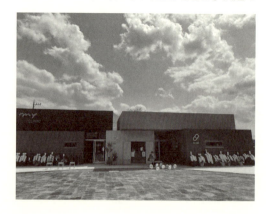

開業まで 8 日　　　　　　　　　　　　　　　　　　　　　#内覧会

内覧会無事に終了

2 日間、total500 名ほどの方に内覧会に参加いただき、盛況のうちに終わることができました。

周辺地域の住民の方もそうですが、遠くからいらしていただいた関係者の皆様や、以前一緒に働いていた仲間が集まってくれたりと、同窓会的な再会もあり、とても楽しいひと時を過ごさせていただきました。

内覧会はご祝儀的な要素もあると思うので、明日から 1 週間しっかりと準備をして、開業に間に合うようにしていきたいと思います。

ところで、この間に地域の方から相談された内容の一部としては、

・糖尿病は診てもらえるのか？
・4 つくらいの病院を掛け持ちしているが、1 箇所で診てもらえるのか？
・遠くまで通いきれないので、近いこちらにきたいがどうしたらいいか？
・潰瘍性大腸炎で遠くまで通っているが、落ち着いていて薬だけもらっているが、普段こちらで診てもらうことはできるのか？
・高齢となってきた両親を今後看取ることも考えて自宅で看ていくことは可能か？

などなど。

また標榜が「外科」も入っているので、基本は包丁で切った、犬に噛まれた、火傷したなどの初期診療などの対応が可能としていますが、結構ニーズとして多いのは

・粉瘤を診てもらえるのか？
・できものとかをとってもらえるのか？
・巻き爪を診てもらいたい

など、急性期外傷とはまた違った地域の「外科」のニーズを感じました。この辺りはそこまで得意ではないので、今後も精進が必要だなと思いました。

この 2 日間は、親の残してくれた過去の実績と今後の期待の多くを感じました。恐らく落下傘的にこの地に開業してもここまで多くの方に来ていただくことはなかったと思います。

家業として、また新しい形の地域の家庭医として、地域の健康度を上げるためにできることを頑張っていきたいと思います。

遠くから来院いただいた皆様、本日は本当にありがとうございました！

 開業まで2日　　　　　　　　　　　　＃開業前準備
開業前々日

間に合わない、足りないばかりですが開院日は来てしまうので、いい意味で諦めるしかない。

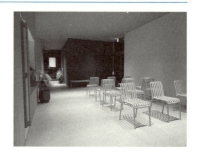

開業してから

開業1日　　　　　　　　　　　　　　　＃開業日　＃健診

開業！

初日終了。
忙しかったらどうしようと思いつつ、暇は暇でも更に悩むなーと思っていましたが、午前は様子見や１番がいい人などご祝儀含めてまあまあ来ていただけました。
全員初診なので、かなりバタバタ。

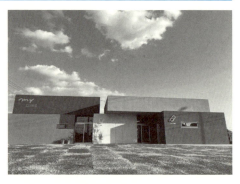

最初にしては小児が来てくれて、まさかの小児の外傷で初縫合。
届いたばかりでぎりぎり間に合った手袋と4-0ナイロンでなんとか縫合。
穴あきないって今更気がつく始末ですが、まあこんなもんかなと。
午後は待てど暮らせど休業状態。
そんなこんなで終了。
まあ、初日にしては上出来でしょうか。
ところでやたら健診希望の人がいるのですが入職時や学校健診の依頼があり、聴力ができないのでお断りすることになってしまうのですが、聴力計って皆さん買うもんなんですか？
こうも問い合わされるとどうしようかなと思いまして。
まあ４月過ぎたらなくなるかもしれませんけどね。

 セルフコメント（追記）
聴力計・視力検査の道具は後に購入。定期健康診断や雇い入れ時の健診を実施するなら必ず購入したほうがいいです。

 開業後２日　　　　　　　　　　　　　　　　　　　＃開業日

開業２日目

皆様
内覧会・開業にあわせてたくさんのお花や贈り物をいただきありがとうござ

開業100日まで

いました！
お一人おひとりに御礼を伝える時間もないままバタバタとしているため、まずはこの場をお借りしてご挨拶させていただきます。
今後もうまくいく日もあれば、うまくいかない日もあると思いますが、毎日何かしら楽しんで一歩一歩進んでいければと思います。
目指すは「日本一働く人が楽しんで学べる家庭医療のクリニック」です＾＾
今後ともよろしくお願いします！

開業後8日　　　　　　　　　　　　＃増患対策　＃口コミ戦略
口コミで広がると思うが…

患者さんを増やしていくというのは、一つひとつの仕事を丁寧にやって信頼を得ることで口コミが広がっていくものなのだと思います。今だからこそ丁寧に一つひとつ積み重ねていきたいですね。

みんなのコメントのサマリ
- 口コミのスピードを速める策として、ニュースレターの発行、紹介カード、患者さんの声集め、小冊子作成など、効果あったと思う
- 近隣の薬局、レストランやカフェとかにカードを置いてもらう
- 地域のSNSグループに参加して書き込む

セルフコメント（追記）
開業当初は半日患者さんが全く来ないなど、新規開業の集患が難しいことを改めて実感する日々でした。
以前雇われ院長をやっていた際に、院長交代で新たに勤務を始めた際に旧院長の外来は患者で溢れていたのに自分のところにはなかなか受診する患者が少なくて悩んだことがありました。その際に当時の上司から言われたのが、「毎日一つひとつを丁寧にやっていくことが一番大切」ということ。結局安易に患者が増えるということはなく、日々一人ひとりの患者さんに誠実に対応していくことが実は増患対策としては一番効果があると思います。
実際に開業して1年以上経過して、多くは口コミで受診される患者さんになってきています。

■その後
　開業当初からクリニックカードやフライヤーは作っているので、これをどう活用するかが重要だと思います。クリニックのイメージに合わせてデザインしてもらい、クリニックのテーマカラーなども統一して、当院のメインターゲットである「子育て世代のお母さん」が持ちたいと思う少しオシャレな感じを意識した作りにしました。
　また気になった患者さんがまず調べるのはホームページ。ホームページを充実させることは増患対策としては必須だと思います。現在ホームページを改変中です。

開業後9日　　　＃労務管理　＃勤怠管理　＃空き時間
患者さんが少ないので時間があまる…

最初は確かに患者さんが少ないので、時間が余る傾向になります。
時間一杯働きたいパートさんもいれば、早く帰りたい人も。
受付時間が終わって誰もいなければ、やる事が終われば帰るのが良いかどうか？
このあたり、はてどうするかなと。
そもそもうちは、受付終了から診療終了まで30分とっているので、それも長すぎるのか？とも思ったり。
色々悩ましいですね。

 みんなのコメントのサマリ
- うちは受付終了時間がなく終了だが、その時間から30分間は一応業務時間にあてている
- 「暇な時にやることリスト」をつくって順番にやっていく（部署ごとに棚卸表や各種パンフレットづくり、年に2回の医療安全と感染対策の研修など）
- そのうち残業をどう減らすべきか悩むようになる

 セルフコメント
開業当初はどこも患者さんが少ないのが実際の現状だと思います。当院も開業当初は患者数が半日で1人という日もあり、かなり集患には苦労しました。そのため受付時間終了の際に患者さんがいないことも多く、

残りの時間スタッフが手持ち無沙汰で何もしないのに残るという状況が続いていました。このような状況の中でなぜか最後残業となるスタッフも出たりして、時間の使い方にかなり悩んだ時期でした。また仕事が少ないにもかかわらず複数スタッフが残ることで複数残業が発生するなど経営者としては悩ましいことが多かったです。

■その後

結局1日トータルの時間で残業をカウントするので、常勤は昼すぐに休憩に入るようにして、その分最後に時間が押す場合なるべく残業が出ないように工夫しました。パートはその分午前も午後もなるべく最後まで残る方向で。にしても、勤怠管理を見るとすでに残業が常に出続ける人と出ない人にくっきり分かれているのがまた頭痛の種です。。。

1年経過して、試行錯誤しましたが、現状は、①日々残り番を決め、それ以外は片付けを終えたら帰宅できるようにする、②昼は非常勤の契約時間と常勤の契約時間をずらすことで、常勤は時間内に帰れるようにする、③残業で行っていた予防接種の集計や健診業務の集計など空いた時間内でやれることを明確にして残業を行う時間を少なくした。

結局1年経つと受付から30分時間があっても最後に来る患者さんが増えてくるので、今となっては「いかに残業を減らすか」が課題となっています。振り返ると、開業当初時間がある時は正直何をやったらいいかわからないことも多いので、その都度出てくる課題を一つひとつ解決していくことが大切になるのかなと思います。

 開業後 12 日　　　#事業計画　#経営不安　#事業予想

最初の 6 ヵ月が勝負？

「開業時、最初の6ヵ月が勝負。だんだん患者さんが増えてくるのでは？と皆さん言いますけど、そんなに変わらないですよ」と言われてちょっと焦る。「最初から○○クリニックは60人くらい来てましたからね」なんて話も聞きながら、とはいえ一つひとつ目の前の患者さんに対応するしかない。どうにもならないことを考えても仕方がないので、できることをやっていこうかなと。

みんなのコメントのサマリ
- 税理士から「内科系は軌道に乗るまでにだいたい2年くらいかかりますよ」と言われた
- 保険の診療報酬が振り込まれるまで2ヵ月はガマンガマン
- 「6ヵ月が勝負」というのはあまりないような気がする
- 2年でだいたい地域での利用の仕方が固定するので特殊なことをせずに2年はスタイルを貫いたほうがよい
- 季節が逆転するので外来の動向をみるために6ヵ月ということなんだろう
- 春開業であれば秋までに心の安定のための資金の補充(つまり追加融資)を
- 当院は開業10年以上だがまだ伸びしろがある

セルフコメント

開業当初半日で1人なんてこともあり、スタッフの数のほうが多い日もありました。最初は余裕がありましたが、段々焦る日々。そんな中で開業情報や書籍でみた「スタートダッシュが肝心」のコメントに焦る日々でした。「クリニックらしくない外観」をめざしたためか、なかなかクリニックと認識されるまでに時間がかかり、増患スピードとしては遅かった印象もあります。とにかく不安な毎日でした。

■その後

　必要な物品やクリニックの診療の流れ、スタッフの動きなども決まっていなかったのでむしろ慣れるまでは患者さんが少なかったのも良かった気はします。

　実際に開業当初慣れていない業務に時間がかかってしまい、せっかく転院して来ていただいた患者さんが来なくなってしまいました。最初に多くの患者さんが来てくれることも大切ですが、焦らずに少しずつ増えていくことを信じて、毎日目の前の患者さんに丁寧に対応することが大切です。

 開業後13日 　#スタッフ満足度　#働きがい　#チームワーク
みんなが気持ちよく働くには…

残業問題、働き方の問題などプレーヤーのときにはあまり考えなかった問題

が色々散在しております。。。。
みんなが気持ちよく働くにはどうしたらいいか？という点ですかね。

みんなのコメントのサマリ
- みんなが気持ちよく働くためには時間がかかる。焦らずにお互いを理解し合おうという余裕が生まれないと難しい印象がある
- 主旨から外れるだろうが、みんなが「好きな」、「楽しい」職場なら気持ちよく働ける
- 院長がまず自分の職場を好きになるのがスタート
- 結局、全員が納得できる落としどころはないので、不平不満をやりくりしながら他で穴埋めしたりが必要になる
- 終業間際に新しい作業を始めるスタッフもいるし、5～10分超過したらタダ働きにしたくないので30分間以上働くスタッフもいる
- 忙しくなったら残業を"お願いして"やってもらわざるをえなくなる。そのときは時間通りに帰りたい人、残業して稼ぎたい人がうまくばらけるといいが……

セルフコメント
開業当初は本当に患者さんが少なかったので、スタッフもほぼ仕事が1日ないような状況でした。そんな中で一生懸命その段階でできる仕事をしてくれて時間前には帰るようなスタッフもいれば、あまり仕事をしない中で帰る直前で仕事を始めて残業申請する人などいろいろな労働場面に困惑しました。

この頃は時間があったからかスタッフ間の仲も良いとはいえず、常に小さな揉め事が毎日起こるような日々でした。とにかく「楽しく働く職場にしよう」を合言葉に働いていければどうにかなると考えすぎていたかもしれません。

（追記）
よく働いていただける人への対価がこういう「ちいさな時間の積み重ね」ではなく、質の評価として対価が払えると、満足度が上がると思います。医療と一緒で、量ではなく質の評価をどうするかですよね。例えば、残業が少なかった人はボーナスが増えるとか、360度評価で評価と賃金をある程度差をつけるとか。。。。

今思うと、「暇（時間がある）」だと余計なことを考えて人はもめる気が

します。段々と患者さんが増えて余裕のある時間がなくなってくれば、スタッフは仕事に集中せざるを得なくなりますし、余計なことも考えづらくなる気がします。患者さんが少ない時もその時しかできないシステムづくりなどそれぞれに仕事を分配するように計画することが重要です。また、労働環境や質の評価はあらかじめ仕組みを考えておく必要があります。残業計算はスタッフと共有しサービス残業にならないように、逆に不正な残業にならないように初めから伝えておくのが重要です。

開業後14日　　　#人事考課　#労働環境　#スタッフ格差

貢献度の高いスタッフをどう評価する？

職員の労働環境や残業関連の話で思ったのが医療の出来高の話。
結局数多く検査をした方が儲かるシステムでは、そういう動きになりますし、質が問われなければそこは個人のプロフェッショナリズムに任せる形になってしまうかなと。
労働環境もまた、同じ時間内で2倍の成果が出せるスタッフがいた場合、むしろ能力が劣って時間がかかるために残業した人のほうが報酬が多くなるのが現実だと、みんな時間が過ぎてから退勤を押すような世界になってしまうかなと。
成果を出した分報酬が上がるような仕組みが良いのか？そうなると短時間労働でも組織に貢献する人の対価は上がると考えるべきなのか。ただ労働時間が決まっている中で、そのような差をどうやって還元するかは悩ましいなと。意外と奥が深い。。。。
普通どうやってるんだろう？と純粋に思いますが。。。

みんなのコメントのサマリ

- 院長の独断と偏見で多少は人事考課をし、賞与は半期の売り上げ状況と当院への貢献度（これまた独断と偏見だが）で決めている。したがって下がることもある。院長的には職員たちができるだけ「ああ、良かった！」と思ってくれるよう調整する。がんばった人が良い思いをしないと……
- 組織の目指す方向に合わせて、年度ごととかに評価基準を変えるといいのかなとも思うが、それはそれで大変。ある評価基準を作ると、

それでは評価されない人も出てしまうので、悩ましい。360°評価もいいと思うが、能力は高いけど、それがゆえに浮いてしまう人とかは周りからの評価が低くなりがちになってしまう
- 昇給と賞与については私（院長）なりの評価で差をつけるようにしている

セルフコメント
開業当初時間を持て余すくらい暇なクリニックの状況で、患者さんがいないのに終了間際に仕事を始めて退勤時間が毎回時間外というスタッフが一定数いた時期がありました。時間外は分単位で残業を認めると言っても、明らかに時間内に終わっているのに残業として認めるべきなのか当時悩みました。時間内に多くの仕事を効率的に終わらせていたスタッフもいたので、その中で給与差が出てしまうのはアンフェアじゃないのかなと思ったのが書き込みのきっかけです。

■その後
　医療機関は予定仕事が少なく、患者さんの多い・少ないで急遽残業となる場合が多いので先が読みづらい職場です。そのため現在は、明らかに残業となる場合は管理職として早めにスタッフに残業申請を出すように指示を出し、必要最低限のスタッフ以外は時間内に終わらせて帰るようにルールを決めています。自己都合で残業とならないように組織内でのルール作りが大切だと思いました。

開業後14日　　　　　　　　　　　　　　　　＃給与　＃院長の収入
初めての給料日…

初めての給料日
そりゃ自分には出ないわなと改めて現実を知るの巻。

みんなのコメントのサマリ
- 院長にはボーナスも出ない
- 自分の貯金でみんなを養うこともある
- 個人事業では給与や必要経費を払った残りがすべて自分の収入となり生活費として別の自分用口座に振り込むことになる。しかし法人化すれば理事報酬として法人から頂くことになる

- 最初の2ヵ月は保険収入も振り込まれず、現預金がみるみる減るため気が気じゃない
- うちは開業時から税理士さんと相談のうえ生活費を移している。クリニックの口座が減るのもなんだが生活費がかつかつになるのも精神上よくない
- 黒字化しても税金が後からくることを忘れずに。個人事業主は税金がすごい。2年目にびっくりすることになる

セルフコメント

開業して給料は勤務医時代と比較して上がるのかと淡い期待をしていましたが、そんなわけはなく実質1年半近く自分の給与は出せず外勤と貯金を崩す生活でした。

このあたりはやり方だと思いますが、最初から自分の給与を別に分けるか家族がクリニックを手伝うのなら専従者給与を支払うことで家庭内の生活費を確保する方法もあるかもしれません。

実際個人事業主になるので、収入から必要な経費を引いた残りが自分の給料となりますが、開業当初収入は2ヵ月遅れでひたすら出ていくのみなので、銀行残高の減りに正直焦るという話はよく聞きます。実際に経験してみて、自分の給与が出ないとちょっと焦ります。

■その後

どういう形を取るかは税理士さんと相談するのが重要です。私の場合クリニックの経営が落ち着くまでは自分の給与は出ないというスタンスだったので、継続していた外勤の給与と足りない分は今までの貯金を切り崩して生活していました。現在は少し給与として自分に出せるようになりましたが、開業前最低6ヵ月分は給与を貯金しておくことをお勧めします。

開業後16日 ＃悪徳業者 ＃院長の決断 ＃安全管理

開業につけこむ業者がいる

開業便乗商売が多発中。
今度はひかり電話が安くなるとうたって、勝手に契約変えます的な勧誘。
一方的に話が来るのでおかしいなーと思って施工業者に連絡したら、それ最近多くて皆さん変えて困ってるんですと。

火事場泥棒じゃないですが、色々つけこんでくる業者も多いので、注意が必要ですねー

 みんなのコメントのサマリ
- 通信業者の押し売りって多い感じ
- 複合コピー機リースなどもあやしい業者がいる
- 商店街や回覧板の広告も要注意。微妙に地元じゃない商店街の協賛広告（嘘）で、めちゃ忙しいときに窓口にきて少額（1万円程度）だとうっかりOKしてしまったことも
- 絵が送りつけられることもあるらしい
- 対談企画やタイアップ企画も要注意

 セルフコメント
開業時一番大変だったのは、振り返るとひたすら「決断」の連続だったということ。とにかく素早くありとあらゆることを「決断」していかなくてはいけない。詳しく調べる暇もない忙しい毎日の中で、飛び込みでやってくる色々な業者は後を絶たないので注意が必要です。特に建物が立ち始めたりHPを開設したりして世間に情報が公開されると様々な業者から連絡が来るようになります。

（追記）
忙しい時こそ色々な業者が連日やってきます。中には一見興味を持ちそうな話や役立ちそうな話もありますが、世の中そんなにうまい話はないと思っておくことは大切です。

今回の経験を通して私が実践している教訓は「その場で決めない。どんな話も一度持ち帰って誰かに相談して客観的な意見をもらって最終判断をする」ということです。一見決断はスピーディーにやることが大切という話と矛盾しそうですが、重要な話ほど一度考える時間を持つことは大切です。

ちなみにタイアップ企画や対談企画は思わず自分が注目されていると錯覚することもあるかと思いますが、多くは情報を載せることで多額の請求をされる「お金を払って載せてもらう」ことなので、よほどマーケティングとして有用と思われる内容でない限り、よく考えてから決断した方がいいと思います。

開業後 18 日　　　　　　　　　　　　　　　　　　　#集患対策

世間はゴールデンウィーク

なんだか今日はいつもより多めだなと思ったら世間はゴールデンウィークだから医療機関は休みなんですかね？うちとしてはありがたい限りで、一人ひとり誠実に対応させていただいております。とりあえず、ここ2週間では一番多めでした♪ とはいえかなり少ないですけどね。。。

開業後 27 日　　　　　　　　　　　　　　　　#レセプト　#初経験

初めてのレセプト提出

おかげさまで初めてのレセプト無事提出。
とはいえ、優秀な事務さんのお膳立てがあって、私の仕事はあまりなかった感じですが、もう少し自分でも理解して最後までできるようにやらなきゃなーと。
しかし怒涛の1ヵ月。。。

　みんなのコメントのサマリ
- 次は返戻の試練が待ってる
- これから毎月ずっと続くことになる。夏まではフツーに減ると思うが焦らずに。そのうち嫌になるくらいレセプトをやることになる
- レセプトは"うざい"と思うが、毎月一人ひとりの顔を思い浮かべながら月1回の振り返りの時間に…

開業後 30 日　　　　　　　　　　　　　　　　#税理士　#振り返り

税理士さんと初めての振り返り

初めての税理士さんとの1ヵ月の振り返り。と言ってもお金のことよりも人のこと、組織の事が中心。
愚痴のような話にもなりつつ、対策も相談。中々相談できる人はいない立場なので、こういう時間も大切かなと。
しかし、人を雇うというのは大変ですね。。。

開業100日まで

開業後 32 日　　　　　　＃集患対策　＃広報戦略　＃口コミ戦略

集患は派手に周知か？じわじわ口コミか？

ギラギラと周知していくことがマーケティング的に正しい戦略か、ひっそりとじわじわ口コミで広がるような方がむしろ戦略的にはありなのか。。。集患を増やすのにどうするか？という話。
少なくとも腕組んで斜め見た写真付きの看板をたくさん出すのは勘弁してくれとスタッフに忠告（笑

みんなのコメントのサマリ
- 今はネット、SNS集客の時代
- 現場は意外とアナログなのでは
- 本を出すと信頼感を高めてくれる印象がある

セルフコメント
始めてみて田舎で駅から遠いと、どこまでSNSの力があるか悩ましく思うこともあります＾＾
個人的には結局は「毎日誠実に一人ひとりの患者さんに向き合うことと、その結果による口コミ」だと思っています。結局、飛び道具に頼っても一見様で終わると思うので。。。
と考えたうえでそのようなスタイルをとっているつもりですが、職員が必死に飛び道具を勧めてくるので苦笑いしながらとりあえず頷いています（笑

開業後 46 日　　　　　　　　　　＃デザイン　＃認知度

クリニックとは思われない外観らしい

「えっ、ここクリニックですか？」という時点で、マーケティングとして考えないといけないですね。。。。＾＾;

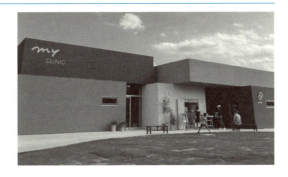

みんなのコメントのサマリ
- 一目でそれとわかる視認性は認知してもらう段階では大事だが、定期的に人が通院する場合は視認性はあまり関係ない
- 意外性やスタイリッシュ（な雰囲気）はサービスそのものの質と合わせて消費者関与、特に感情的関与を強くすると予想されるので、通院層の人との結びつきという面では面白い取り組みになるのでは
- 意外性のある外観は初期にはデメリットに傾きそうだが、あとにメリットに傾くのでは？
- 開業後数ヵ月はネガティブな考えになりがちかも。ロケットスタートはまれ…

セルフコメント
自分の中では何も矛盾はしていないのですが、客観的に見ると常識的なところからかなり外れているところばかりなので、一回来てもらえれば、次からも来てみたくなる環境を提供したいなーという狙いはあります（笑）。周りに言いたいけど、言ったら自分だけが知っているのを知られてしまうのがもったいない的な広がりを見せられればなーと。

とはいえ、ちょっと周知が足りないかなと思ったりと、どのくらいのバランスがいいかのあたりで悩んでいます（笑

（追記）
一目でそれとわかる視認性は、認知してもらう段階では大事だと思います。

一方で、定期的に人が通院するという場合を考えると、視認性はあまり関係ないと思います。意外性があったり、スタイリッシュであるということは、サービスそのものの質と合わせて消費者関与、特に感情的関与を強くすると予想されるので、通院層の人との結びつきという面では面白い取り組みになるのではと思いました。

開業後47日　　　　　　　　　　　#院長室　#設計の想定外
院長室を作っておけばよかった

できれば院長室はあったほうがいい。
色々スタッフに聞こえないほうがいい話もあるので、個別で対応できる空間

はあったほうがいいなと。
あまり区別するような空間は良くないかなと思って、あえて作らなかったのですが結構やりづらいです。。。
余裕があればあったほうがよかったなと。

開業後 48 日　　　　　　　　＃ドアノブコメント　＃増患対策
ドアノブコメントは重要

ドアノブで、「全然関係ないですけどいいですか？」
と言われた内容の方が重要だったりすることが多い気がします。

みんなのコメントのサマリ
- 伏線をはって診療のクロージングに「他に何か言い足りなかったことありますか？」を付け加える。先回りしないと患者さんをさばけないから…
- 時間がタイトなときには困るが家庭医としてはうれしい瞬間
- こちらから「何かありますか？何でもいいですよ」という質問は増患対策として重要

開業後 51 日　　　　　　　　＃レセプトチェック　＃勤務医との違い
レセプトチェック何を見たらよいのか…

大学病院時代はレセプトチェックといえば、レセチェッカーで引っかかった病名を見ながら訂正するのが仕事でした。
とりあえず2回目のレセプトが間近になり、まだ患者数が少ないので事務がひと通り見たのをチェックしてもそこまで時間はかからない。
ただ現状「何を見ていいのかがわからない」という辺りもあるので、返戻なども見ながら覚えていくしかないんだろうなと。。。
1つずつ勉強ですねー

 みんなのコメントのサマリ
- 開業から2年くらい特処加算が初診から付けられることを知らずに大損した
- 最初は（診療報酬改定について書かれた）雑誌やネットで検索しつ

つ、どんなときに加算が付くのか、どんな処置で点数がもらえるのか見てた。加算関係は知らないと取れないので気をつけて

開業後 55 日　　#院長の負担　#ワークシェア　#一人診療所

一人診療所ではワークシェアしないと…

なんとなく癖でなんでもやってしまいそうになりますが、一人診療所でスタッフは複数いるので、医師は最低限の仕事にして医師以外でもいい仕事は分散しないと、医師ばかりが動いて他のスタッフが時間を持て余すということになると本末転倒。。。

 みんなのコメントのサマリ

- あるある…反省
- 検診データの転記業務など自分で「やらないことを覚える」のも院長のタスク。ただみんなが忙しそうにしているとやりたくなる
- 「いい顔をしたい」、「いい人でいたい」。自分が試されているように思う。人を使うことは色々な意味で支配したがる人がいるので飲み込まれないように注意を
- 仕事の指示って実はとても思案する
- サーバントリーダーシップかもしれない。チームが誰のどういう意思や価値で動いているかは確認が必要だが、自分が向かっていきたい方向が明確でわかりやすいか、それが伝わっているかの再確認はしてもよい
- 組織の状況、外部の状況でリーダーシップの使い分けは必要
- 自分の責任がキャパオーバーになるのを回避するためにセルフマネジメント組織にした
- ほんとに大切なこと。少しずつ任せるようにしたので書類の下書きなどをやってもらえるようになった

■ **その後**

　個人的には組織が落ち着いてきて自ら現場が考えて進めるレベルになるとサーバントもいきるのかな〜と思いますが、立ち上げ期などは意外と引っ張っていかなきゃいけない時期もあるなというのは最近感じています。
　リーダーシップも意識的に時期によって使い分けが必要でしょうか。

開業後 56 日　　　　　　　　　　　　＃残業　＃仕事の効率化
残業のコントロール

残業のコントロールなんてあまり考えてきませんでしたが、どうやって残業が少なくなるようにチームで工夫できるか、お互いが同じ意識を共有できるかが結構難しい…

 みんなのコメントのサマリ
- 大学病院は制服の色分けと時間外勤務者はナースステーション手前にいないという対策をしていた。ノー残業バッジもあってノー残業対象者は仕事中つけていて病棟のワークフローにも名前が挙げられていた。視覚化は効果的
- うちは節目の時間帯に伝統的に様々な懐メロが流れ、パソコンの自動音声が「○○の時間です。○○しましょう」と話し出す
- どれくらいの仕事量に抑えるかの見極めが困難
- （スタッフが）気をつかってサービス残業するようになったりするが、（院長としては）それは望んでないのに…

開業後 58 日　　　　　　　　　　　　＃倒産　＃経営不安
倒産の恐怖…

個人的には一回潰れて（閉院して）その後再開した身なので、「経営」という部分のリアルさと厳しさは身にしみています。
理想と現実は別。あくまでも潰れちゃだめ。
職員の生活も全てかかってますからね。

 みんなのコメントのサマリ
- まだまだこれから。診療報酬も入るのはまだ先だし
- 潰れちゃダメなんて思わないで。とりあえず目の前の患者さんを一生懸命に診てれば結果は火を見るより明らか
- 確かに倒産は怖い。もちろんマネジメントを楽しむようになるのも大事。でもやはり地道にコツコツしかないよなあ
- 仕組みを知ることは必須。レセプトとか税金とか地域の相場とか…

セルフコメント
父親は開業医でしたが、学生時代に急死したためにいったん閉院した経緯があります。すぐに跡を継ぐにはまだまだ時間がかかると判断したので、建物も潰して完全に更地にしました。患者さんに一番迷惑をかけたのは事実ですが、それ以外にもある日を境にして、全ての職員を解雇せざるをえなくなり、支払い途中だったリース料などもすぐに返済しなくてはいけなくなるなど、急に全てを失う怖さや、人が急に離れていく現実など色々リアルな現実を体験したのも当時の大きな経験で今に影響していると思います。

開業後 62 日 　　　　　　　　　　　　　#時間外診療　#患者対応
時間外の問い合わせや来院にどう対応する？

受付・診療時間問題
時間に関係なくいつでも診てくれるって、聞こえはいいですけどそれってどうなのか？という話。
受付時間・診療時間というのは決まっているので、そこを超えている場合は診療は終わっているという形も大切かなと。
なんとなく時間外も診てくれるのがいいお医者さん、わざわざ電話したのに断られた！なんて聞くこともありますが、それって違うんじゃないのかなーと。時間を過ぎた問い合わせや来院に対してどのような対応をするか色々試行錯誤も必要かなと思っております。

みんなのコメントのサマリ
- 最終受付時間は完全に守ってもらうほうがいい
- いかんせん「地域包括診療料」や「小児かかりつけ診療料」など"働き方改革"って何だろうと思える設定もあるし…
- 時間外だろうが休日だろうが自宅に直接来られたり、道端で診療をお願されることも多々あるので現実的にきっちりするのは無理なので、そこは厳密にはしていない。ただしスタッフは守る
- 診るか診ないかは気分次第なところは否めないが、そこは 20 年以上やってきたからできることで、最初はなかなかそうもいかないだろう

- いつだったか診療受付断って、数分後に後悔して急遽携帯で電話して来院してもらったことがある。ただしスタッフは帰した
- 夜間や休日も自分で電話に出るようにしている。ただ、電話に出ても断ると罪悪感だけが残る。どこかで割り切らないと続かない…

開業後69日　　#社会保険労務士　#労務管理　#経営サポーター

社労士さんは必要？

社労士さんの存在について
当初は税理士さんだけで社労士さんっているの？と思っていました。
始まってみて、むしろ社労士さんとの相談のほうが多い。。。。
労務に関することや給与に関することなど多岐にわたって相談しています。
この辺りは自分でやるという人もいるかと思いますが、個人的には社労士さんとの契約は必須だなーと思います。

開業後78日　　　　　　　　　　　　　#診療時間　#受付終了時間

受付終了時間を早めるか…

現在診療終了時間と受付終了時間が30分あいてます。これを15分縮めるか検討中。
患者さんが増えるか、変わらないか…
はて。

みんなのコメントのサマリ
- 変わらないと思う。受付終了しても電話があり「あと10分で着きます」と言われて20分後に来院する患者さんもいるので。職員にとっては受付終了時間は30分前になっていたほうが良いと思う。そうしないと、受付終了後の後片付けなどを考えると診療終了時間に終業できなくなる
- うちは電話受付時間は30分前にして、飛び込みは診療終了時間までという二段構え。「今から行ってもよいか」という問い合わせの対応はストレスフルなので
- 在宅医療もやっている手前、電話は通じるようにしているので、な

かなか断るのが…

セルフコメント
立ち上げ時で患者さんが少ない現在、少しでも増患したいと考えたときに、この15分で患者心理的に受診するまでのハードルが少しでも下がるのならばこの15分も検討の余地があるんじゃないかなーと色々考えています。正直あまりこの辺りは以前考えなかったですが、悩ましいところですね〜
現状、飛び込みで来た人はそこで断ることはしてないですが、電話がかかってきたけどいつまで経っても来ないのはストレスですよね。。。。

■その後
結局受付時間ギリギリでやってくる患者さんや、そもそも予約システムで予約だけ取って時間ギリギリにくる人も多く、結局は受付終了から診察終了まで30分あっても全然終わらない日も多いです。後から考えると最初は患者さんの数が少ないからこのような悩みがあるわけで、患者さんが増えてくるとむしろ30分くらいないと到底終わらないというのが現実です。

開業後84日　　　　　　　　　　#院長の負担　#院長の収入
住民税と社会保険料がとんでもない金額に

気がついたら住民税がとんでもない金額が一気に来て、さらに追い討ちをかけるように国民健康保険の支払いがやってきました。。。。
それなりの資金が手元には必要ですね。。。。

みんなのコメントのサマリ
- 来年は税金払わないで済む。でもその次は恐ろしいことになってるだろう

開業後85日　　　　　　　#採用　#人事　#チームビルディング
人を雇うって…

人を雇うって大変ですね〜。

みんなのコメントのサマリ
- 色々出てくる頃だろう。オープニングスタッフに想いがあるのは院

長だけかもしれない
- 雇うのも大変だし、雇われるのも大変だし、一人も大変
- 大変だと思う。労務管理と診療って立派な二刀流じゃないかと思う

セルフコメント

なんだか、色々なことが2周・3周して、やりたいこととそれよりも目先の色々な問題と解決しないといけないことが山積みになってきております。。。。まあ予想はしてましたが、組織はやはり「人」ですね〜
以前よくプレイングマネジャーって言ってましたが、結構監督やりながらプレーするので、そりゃ大変だって話ですよね（汗）
そこが醍醐味だとは思いますが、一つのチームを作る大変さを改めて感じています。

開業後87日 　　　　　　　　　　　#クリニック名　#こだわり

クリニック名の理由

「なんでクリニックに（自分の）名前をつけなかったんですか？」とよく質問されます。
（この質問は）いい意味で、父や祖父との関係もわかりやすいでしょうし、患者さんにも認識しやすいという意味かなと感じています。
個人的には、以前父が急死して急に患者さんが受診できる場を失って、医療機関はやはり個人のものであっても社会インフラとして地域のものであることを痛感させられました。
名前が故に中々後をやっていただけなかったということも経験しました。
医療は家業と思う反面、社会インフラの一部として長く地域に残り続ける文化であるべきかなと思ったときに、個人の所有物を連想させる苗字はクリニック名に入れないようにしようと決めました。
父は自分が建てたクリニックが自分のものでなくなる感覚が嫌だったようで、最後まで法人化しませんでしたが、色々な考え方はあるかなと。
少なくとも地域の文化として、今度は私がいなくても末長く続いていく医療施設を作っていくのが私の今の役割かなと思っています。
まずは潰さないようにしないと。。。（汗）

開業後 98 日　　＃残業　＃仕事の効率化　＃スタッフ格差

残業する人と残業しない人の差とは…

隙間時間にささっと仕事をして素早く帰る人と、隙間時間は談笑していて最後に残って残業代を申請する人の間に給料格差が出るっていうのは、何だかビミョウと管理者目線では感じてしまう。
医者は残業なんて考えが今までなかったので、この辺りは考えてこなかったなー

みんなのコメントのサマリ

- 残業の扱いは難しい。開業してからスタッフの残業の扱いに敏感になった自分が嫌になる
- 難しいと思うのが自分の仕事だけを終わらせて定時にあがる人とあちこちにコミュニケーションをとり、患者さんの話をよく聞き、狭間の仕事もして遅くなる人とをどう評価したらいいのか悩む
- 当院は残業があるのはレセプト請求のときくらい。日常は診療終了後、「お疲れ様」と言って消灯し帰ってもらう
- 当院のタイムカードは残業開始の時間を選べるので 30 分超えたら 1 時間分とカウントすることにしている。それでも 10 分程度はみんな残業する。現在は残業かどうか書面で申告してもらってる。黒字になれば仕方がないこと
- 「残業が続くと疲れがたまるから残業は推奨しない」、「とはいえ残業が必要な場合もあるから、残業代はちゃんと払いたい。サービス残業は絶対にしないように」、「残業が発生する場合、特定の誰かに特定の負荷がかかっている場合があるため、何のための残業だったかについて決まった用紙に書いて部門長に提出し了承印をもらう。その上で、仕事の効率化・適正化をはかる」ということを何度も言うことにしている
- 残業なんてしたくない、早く帰りたいと思うくらい長時間働いてもらってみては。当院では 20 時まで診療すると最後の患者さんが帰ってからそそくさと片付けていて、いかにも早く帰りたいという雰囲気がある
- 患者対応で仕方がない場合以外、残業は申請して上司の了解を得る

ものでは
- 必要な残業にはしっかり残業代は出すが、ルールを明確にするため社労士さんと相談して就業規則を作った

セルフコメント
医者の場合、いいか悪いかわからないですが、早く仕事が終われば早く帰れるし、終わらなければ帰れないしそこで給料に差はないわけで、一方で勉強になる、できるだけ症例を経験したいと思えば、お金に関係なく残ったりするので。。。

これがいいとは思わないんですが、残業を込みで給与を考えるって発想が腑に落ちないんですよね。。。。

私も今まであんまりこういう経験ないんですが、明らかに「残る」傾向の職員と、「早く帰る」職員の2極化があって「はいお疲れ様」と言っても、いつまでも残ってる職員がいるんです。今日じゃなくていい仕事は明日やるようにも言ってるんですが、毎回繰り返しなんですよね。。。。

■その後
社労士さんに最初から相談してるんですが、どちらかというと「残業は分単位で正確にやるものです」という話がメインで、申請という話が当初なかったんですよね〜。なので、残業になった場合は少しでも残業つけてください（自己申告）のような流れに当初なってしまい、ギリギリまで残って5分10分毎日残業がつくというよくわからない状況がしばらくありました。。。。

「これ違うでしょ？」という話になって今は申請制にしたらパタリとなくなりましたが、それでも患者対応で遅くなる場合の各個人間での意識にはかなり違いがあって、残業の時間の格差も1つずつ注意が必要なのが大変だなーと感じています。

開業後111日　　　#院長の指示　#経営者

院長は嫌われてもよいから指示することも必要

経営者視点から、スタッフに提案しても中々難しいことが多く、結論を伝え行動するように指示することも時に大切。
良い人になってはダメ。
時に嫌われるくらいじゃないとダメなこともあるなと。

みんなのコメントのサマリ
- トップは孤独
- 組織の成熟度とも関係あるかも。特に初期の頃は、経験や感情が前面に出ることもあるので、方向性を示す意味でも（院長が）引っ張っていく行動や発言が必要となる時期が多い。いろいろ難しいが。最初は理念を浸透させるために指示は必要かも
- フェーズによっていろいろなタイプのリーダーシップが必要。特に新しい価値観に適応させていくときのリーダーシップ、緊急事態のリーダーシップとの違いなど。自分も診療所立ち上げ期から少しずつリーダーシップスタイルを変えている

 セルフコメント

開業してより感じているのは、やはり視点の違いというか、雇う側と雇われる側で違いは大きいなというところでしょうか。
よりはっきり方向性をつける必要がある時も多く、確かに孤独感もあるかもしれませんね〜
その分楽しいことも多いですが＾＾

 開業後 111 日　　　　　　　　　　#損益分岐点　#黒字化

黒字化になる時期

某経営本を見る。
「開業後2ヵ月で黒字化」と。
まじっすか．．．．

 みんなのコメントのサマリ
- そもそも本では得られない
- デフォルトは半年だが、自分の知り合いは最短初月、遅くとも2〜3ヵ月
- 時期によるかも。春は少なめで秋以降にインフルエンザワクチンや風邪で患者数が増える傾向がある
- 当院は春スタートで初めての単月黒字は秋〜冬だった。土地＋建物で開業したので月の借金返済が多く、年間のキャッシュフローとしてプラスになるまで相当苦労した

開業101日〜200日まで

●開業したての夏が一番つらい。身体を大事に

セルフコメント
ちょっと別の調べ物でパラパラ見ていた時にふと目に入ってきて「おー、まじかっ！」と焦りました（汗）
黒字化まで大体半年って話でしたが、早い人は2ヵ月みたいな…
どこをもって黒字化とするかは悩ましいところですよね。借金も利息だけの返済猶予が過ぎた時にいきなり返済金額は増えてくると思うので、そこまでにある程度収益を上げておかなければいけないのは結構大変だなと。

開業後112日　　　　　　　　　　　　　　　＃採用　＃面接
採用面接でどこを見るべきか①

職員採用時の面接で何を見るか、どこを見るか。色々下準備もして、複数の目を入れても結果色々苦労する事も考えると、何を基準にするかわからないですね〜
労働者ってあっさり辞めちゃう事はありますが、辞めさせる事はできないので、雇う側は色々難しいと実感しております。。。。

みんなのコメントのサマリ
●試用期間を定めていても、辞めてもらうことは容易ではない
●試用期間を3ヵ月、6ヵ月とか長めに設定するのもありかも。ただ雇用者は労働者を指導しないといけないので、試用期間でも何かないと不採用にはなかなかできない

開業後121日　　　　＃振り返り　＃勤務医との違い　＃縁故採用
開業から4ヵ月経過して…

はて、開業から4ヵ月振り返ってみると、色々ポイントがありすぎて、書こうと思っていたけど書ききれない。。。（笑）
とりあえず、雇われで管理者をやるのとは全然違うという事。
1から組織を作るって想像以上に1からの部分があるので、そもそもやりたいことまで行き着けない事が多い。
ある程度気心知れた仲間が最初からいることはもしかしたら大きなアドバン

テージかなと。

セルフコメント(追記)
「気心が知れた仲間」と一緒にやるメリットデメリットはあると感じていて、現在はデメリットが大きいというのが率直な意見です。雇用するとどうしても雇用主・労働者の関係になるので、こちらでやって欲しい仕事と相手のやりたい仕事に溝が生まれた場合、なかなか指示を出しづらくなります。その辺りも全て許容できるくらいのメリットが大きければ知り合いの採用も検討の余地があると思いますが、個人的にはすれ違う可能性が大きく元々の信頼関係にも歪みが生じる可能性もあるため、知り合いの採用はお勧めしません。

開業後 124 日　　　　　　　　　　　　#採用　#面接

採用面接でどこを見るべきか②

面接ってどこを見るべきか？
みんなその場を繕うので、しばらく一緒に働かないとわからないですよね？

みんなのコメントのサマリ
- 目を見る
- 質問力、アドリブ力をみる
- 笑顔
- 言葉の選び方。言葉遣いは練習したら取り繕えるが、語彙力は取り繕えないので。同じ単語が多くないか…など
- 信頼できる人からの紹介があるといい
- 面接を待ってる間に足を組んだりスマホをいじったりする人など受付スタッフに見てもらう
- 有能かどうかも重要だが、"ノリ"という感性・感覚、リズムが合うかどうか
- 質問に対して論理的に答えられるかどうか。一緒に働きたくなる印象をもった相手かどうか
- 相性もある
- 「今までの職場で職員同士の対立に巻き込まれたとき、どのように振舞ってきたか」という難しい質問をしている。そのほうがいろい

ろ見えてくる
- 持ち上げてくる人には要注意。そういう身の振り方をする人は派閥をつくりやすいタイプかも

セルフコメント
最後は人となりを知っているか、もしくは信頼できる人からの紹介かという辺りが確実なんですよね。

■ **その後**
その後お試し1日体験、事前の見学などを取り入れました。

開業後 129 日　　　　　　　　　　#チームビルディング　#空き時間
垣根を超えてカバーし合う職場をつくるには…

小さな組織ほど、仕事をオーバーラップしながらお互いにカバーし合う職場を作るにはどうするか？という問いに対して、最終的には個人が自ら考えて動くような、いわゆるアメーバ的な組織づくりが理想かなと思っています。
ただこれって、それぞれが自立した大人な働き方ができて初めて可能となるもので、一部が真面目にやるとそれに甘えた一部がオーバーラップの部分をやらないという現象が起こります。
やると損・やらないと得となり、不公平感が生じる。
そうなると、自立する組織を諦めて各自当番制にすると、さらに当番はやる・当番以外はやらないとなる。そうなるとさらに個人の役割を超えて仕事をするという理想は難しくなるという悪循環になる。
こういう流れから、自立した組織づくりを構築するには、はてどうしたものか。
こんな感じが現在進行中のチームビルディングの悩みですね～

みんなのコメントのサマリ
- 組織が小さいと個人の働きぶりがすぐにわかる
- 給料があるので仕方がないが、損得ベースで動くとオーバーラップや自主的に動くことが難しいし、公平という概念も難しい

開業後 129 日　　　　　　　　　　#ホームページ　#広報戦略
患者さんにアピールするホームページとは

マーケティングなどを相談している人からHPに関して指摘を受けました。もう少し内容を詳しくした方がいいですねーと。
どのようなことが専門か？何が得意か？など患者さんは結構見てますよと。例えば糖尿病の専門医の先生はそのことについて詳しく書いてますしetcと色々アドバイスをされてはみたものの、あまりピントこない。。。
家庭医としての患者さんへのアピールってどういう部分なのか？と改めて考えてみております。

 みんなのコメントのサマリ

●ホームページでは最初のページに院長のストーリーを書くとよい。結構読んでもらえる。なぜ家庭医になったのか、これまでの挫折、出会い、使命や思いを熱くストーリー仕立てで書く。長くても読んでもらえる。疾患への対応については代表的なコモン疾患について標準的な対応を書いておくとよい。時々、院長の日常がわかるようなこともブログに書くと親近感がアップすると思う

 セルフコメント

HPに関しては実は力を入れたいと思いつつ、予算の都合もあり最初の段階で結構最小限になってしまったところはあります。しかもここを変えるとさらにコストがかかってしまうという悪循環もあって、現状お知らせ部分にリンクを張って、更新しやすい部分はそこに集約するようにしています。この辺りは今後の課題です。。。

■その後

　最初のストーリー的な部分は実はクリニックのパンフレットには記載しているのですが、確かにHPには書いてなかったです。この辺りはまとめHPにも載せようと思います。

　疾患別の対応もなかなか手が回らなくて中途半端になっていますが、確かに少しずつ詳しくある程度書いておくほうがいいですよね。その辺りも充実させるようにがんばります！

開業後132日　　　　　　　　　　　　　　　　　　　#ミーティング

全体ミーティングはするべきか

全体のスタッフミーティングの時間を設けるべきか否か。

開業101日〜200日まで

 みんなのコメントのサマリ
- 毎回、ざっくりとした課題を与えてみては？
- 悩ましいところであるが、担当者ローテーション制でルーチンワークにスケジュールを組み込んだほうがよいのでは。コロナ禍では仕事外や昼食時のコミュニケーションも取りづらく、ミーティングに雑談込みでの意義は大きいと思う
- 当院では、毎週1回のミーティングが意思決定の場となっている（就業規則にも記載）

 セルフコメント
やったほうがいいと思うのですが、組織がそのレベルまで達しているのかが気になっています。

 開業後 138 日　　　＃退職者　＃スタッフ格差　＃定着
辞めてほしくない人ほど辞める

組織あるある
やめて欲しくない人ほど辞めてしまう。

 みんなのコメントのサマリ
- 永遠の課題
- 腐ったリンゴは周りを腐らせ、それに馴染むことを良しとしない人が去っていくという感じ
- 「あの人を引き留めるような組織であったことが不正解」のケースもある。人は変わるし院長も変わる

 セルフコメント
この辺りの管理がリーダーとして求められるかと考えて。

 開業後 139 日　　　＃コミュニケーションスキル　勤務医との違い
スタッフのコミュニケーション能力

基本的な話し方や患者さんへの接し方などは、育った環境によると思うので良い悪いというより文化に近い。
自分のクリニックの目指す文化に合わないようなら、「今まではこうしてい

した」という話を超えて「ここではこうして欲しい」と伝えないといつまで経っても目指す方向にはならない。

医療以外のこういう部分も考えていかないといけないという意味では、1プレーヤーで済んでいた時期の数段考えるし気を使う。

ただこういう思考や行動ができないと、開業はやめた方が良いんだろうなと最近感じています。

開業後 139 日　　＃院長の負担　＃診療外業務　＃チームリーダー

師長と事務長の業務までしないと…

看護師さんの行動や発言、事務の接遇や会計の問題など、今まで事務長や師長と言われる人達がやっていてくれた一つひとつに対応しなければならない。今更色々な人に助けられていたんだなーと思いつつ、医療以外の要素の多さに中々頭と体がついていかない。

みんなのコメントのサマリ

●クリニックの運営経験がない法人で、今のクリニックを立ち上げたときは、看護師長も事務長もいなかったので、経営分析から人間関係の問題にも、院長自身が一つひとつに対応することが多かった。今は、看護主任と事務長がいるので本当に助かってる

セルフコメント

中々診察室以外の個々の行動や発言に目が届かないので、その場での対応が難しんですよね～。そういう部分がチームビルディングの足枷にもなったりするので。。。○○長まではいらないにしても、それぞれのチームごとに管理者と価値観を共有したリーダーは必要だなーと感じています。

開業後 143 日　　　　　　　　　　＃キャッシュフロー　＃経営不安

口座残高が気になる

減り続ける銀行残高を見ると、中々変な汗感じますね。。。。

みんなのコメントのサマリ

●わかる。めちゃくちゃ悩むし色々考えるが、地道にやるしかない

- やがて横ばいになって上向くときの気持ちは何ともいえない
- 飲食店も人件費など固定費は毎月出ていく
- 開業はじめはみんなそう。でもその危機感からいろいろ学べる
- 「このペースで行くとあと3ヵ月で残高なくなる…。ぼくの開業医人生も短かったなあ…」と思っていたのが懐かしい
- 資金注入して乗り切ろう

開業後144日　　　　　　　　　　　　#働きがい　#求職者
看護師さんから募集の問い合わせ

意外と看護師さんから募集の問い合わせを受けることが多いのはかなり想定外。
メールや電話など色々なパターンがありますが、働いてみたいと思ってもらえる魅力ある職場をどうやったら作れるかは常に考えていきたいテーマです。

開業後147日　　　　　　　　　　　　#受診理由　#待ち時間
「空いているから」という受診理由

(当院に)転院理由の1つに「空いているから」というのが時々あります。
開業当初なのでここはしょうがない部分はありますが、「待たされる割に薬をもらって終わり」という状況にストレスを感じての転院パターンがあるのかなと。
この場合当院でも待たせてしまうと同じことなので、できる限り予約で待たせない工夫は必要かなと。ただ大抵前医ではそれなりの長期処方になっていて、そこはニーズとしては大きいので、当初から長期処方になるのは割り切るしかない。
しかし悪気はないと思いますが、笑顔で「前の先生は混んでいたので、こちらは空いているから」と言われるとやや凹みます。。。(笑)

みんなのコメントのサマリ
- 開業当初の「空いている」が売りになると、患者さんが増えてくるとその価値を提供できなくなり離反の原因になる。それ以外の価値も必要

- 待ち時間が短いほうを期待する人には可能な限りタッチを早くし、こちらも提案する内容の優先順位をつけてマストなものを少しずつ対応している
- 話を聞いてもらうのを期待する人には「一番聴いてほしいものを」しっかり聞いて次につなげる。時間がなければ1～2週間後に採血後の結果説明のようにマネジメントプランと抱き合わせる
- 話を聞く目的であれば看護師がキーとなる
- 予約制にしたり密にならないよう処方期間を長くしている
- 考えてみると院長の"人となり"を知らない初めての患者さんであるので、「空いてるから」という理由もチャンスといえる

セルフコメント

結構こういう人って「サッ」ときて「サッ」と帰ることを好むので、それ以外の価値をどうやって生み出すかがポイントな気がしています。そうなると結局同じことになってしまうので。

結構悩みますね～

(追記)

近接性や継続性の問題はクリニックだからこそハードルは下げられるという部分はありますよね。話を長くしたい人と、短くスパッと帰りたい人とうまくマネジメントできるのが理想ですが。。。

あとはある程度話が長くなる人は医者だけじゃなくてもいいので、看護師や事務など他のスタッフにもケアしてもらうと、医者の話の部分は短くても患者さんの満足度は上がる気はしています。それ以外はある程度割り切りながら、医師を増やしてニーズを分けた外来システムを構築するか、遠隔診療のシステムを導入するなどが対策としてはありかなと考えています。

開業後 151日　　　#診療報酬制度　#慢性疾患管理

受診間隔が短いと診療報酬が高くなる？

そもそも慢性疾患で月1回来るのと月2回来るのと2ヵ月に1回来るので診療報酬が変わるんだったら、医療機関側はマメに来て欲しいのが本音で、もう少し長く薬もらえないんですか？とか微妙なやり取りが発生するのはこ

の制度のせいな気がする…

みんなのコメントのサマリ
- 悩む問題。経営者としては頻回受診がありがたいが、強要すると長期処方が欲しい人は逃げていく。かといって3ヵ月に1回だと必要な指導や管理、ワクチン、健診、がん検診の推奨などを十分できるとは思えない。質を保ちつつも利便性を考える必要がある
- 3ヵ月ごとの処方だとプロブレムを忘れがち
- コロナ禍で3ヵ月に1回の受診が増えて(経営が)厳しい
- 例えばクリニックのyoutubeチャンネルに、行動経済学を活かした行動変容につながる動画を用意し、3ヵ月に1回受診の人ならそれを事前に見て受診してもらうのもありかも

セルフコメント
「期間が短いと診療報酬が高くなる」というシステムが変だなーと思うんですよね。やっぱり質の問題だと思うので、やることきちんとやっていれば長くても同じ報酬支払うという形にすれば患者さんも納得すると思うんですが。。。。

開業後152日　　　　　　　　　　　＃退職者　＃院内改善
退職する職員からフィードバックを聞く

明日で退職する職員から色々フィードバックをいただく。
耳が痛い話もあるが、明日からまた組織が成長するために貴重な意見。
一緒に働けてよかったと最後は背中を押せるように明日は楽しんで仕事ができればと思います。

みんなのコメントのサマリ
- 何からでも学ぶ姿勢はよいが、折り合わない人とはどうやっても折り合わないと割り切ることも大切
- 退職する人からフィードバックをもらうことは勇気ある行動

セルフコメント
色々抵抗感があっても思い切ってフィードバックをもらうことは結構大切だなと。結局管理職に戻って全ては人間関係だなーと実感しています。色々振り返りを続けるしかないですよね。。。。

開業後 153 日　　　　　　　　#ミーティング　#残業

時間外のミーティングは残業になってしまう…

大事なこととわかっていながらも難しいなと思う最近の悩み。
医師の労働時間に対するルーズさは今に始まった事ではないですが、逆に医師以外の医療スタッフ、特に事務スタッフはむしろ時間にシビア。当たり前といえば当たり前ですが、スタッフミーティングでも時間外になれば当然残業代が発生。労働時間の問題も絡む。
生涯学習の一環としての勉強会もやりたいところだが、ここもまた残業や時間外業務として引っ掛かりなかなかうまくいかない。
時間内で行うのが一番いいと思ってはいますが、そこも難しいことが多くなかなか通常の診療以外のプラスαが進まない。。。
労務管理は難しい。。。

 みんなのコメントのサマリ

- 時間外の給与は職員の研修費と考えて管理者としては長期的に採算の取れる勉強会にするのが理想だが悩ましい
- うちはグループ診療ということもあって役職者だけ業務時間内に会議をしている
- 何か改善したいことがあるときは、その場にいる関係者たちと立ち話で済ませているが、深く話し合わなければならないケースは会議
- 自院のミッションをみんなで創造・共有したいので週に1回ランチ付きで全員集まる時間を設けている
- 日々の勉強は労働時間外でやってほしいが、資格維持であれば業務上必要なことになるし、許可するものとしないものでは不公平になるので線引きが難しい

 セルフコメント

職員にとっても管理者にとっても時間外にまでミーティングやってどのような利点があるのか？モチベーションの事も含めて考える必要があるんでしょうね〜
管理者的には残業代が出るので、正直時間外業務はこちら側も「反対」なんですよねー（笑）
理想的には自然発生的に時間がある時に瞬間的に何かしらの勉強会や会

議ができればいいですが、そうもいかず。。。
色々時間管理はさらに難しいですね。。。。

開業後 155 日 　　　　　　　　　　　　＃広報戦略　＃看板

看板追加

案内看板を追加しました。

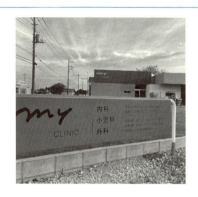

開業後 160 日　　　＃理念　＃スタッフとの関係　＃スタッフ教育

Vision と Mission をどう浸透させるとよいか

クリニックの VISION や MISSION を自分事にするために、スタッフにどのように浸透させたらいいかを考え中。。。
グループをチームにが難しい。。。。

　みんなのコメントのサマリ
- 言葉で伝えるのも大切だが「背中で語る」が結構大きい。私はスタッフに浸透することを期待してないし、期待するとしんどい
- 細かく言葉で説明してわかる相手かどうかの見極めも大切
- 経営者・管理者・教える立場…自分がその立場にならないとわからない問題ってある。自分が一スタッフで受け身でいるときは気づきもしなかった
- のんびりでよいのではないか…
- 大手企業ですらビジョンの浸透は難しいと聞いて、浸透しなくても重要な人がわかっていればいいやくらいに思っている

セルフコメント
なんか想像以上に価値観のずれを知ってしまって、自分の見る目がなかったのか落ち込んでたところです（笑）

■その後
チーム作りの難しさを今更ながら認識しています。それぞれバラバラな個性を持った一人ひとりをまとめ上げる難しさを改めて感じています。

実はチーム作りって、個々を「育てる」より難しいんですよね。ビジョナリーカンパニー2でもその辺りは述べられていたかと思いますが、やはり同じ価値観を持った同じ方向を向いた人を採用するというのが1番のポイントになる気はします。

管理者としても日々現場での勉強はありますね〜多分諦めずに少し熱くなるくらいの熱量で今は踏ん張る時かなーなんて思いつつあります。情熱とその場を楽しむポジティブな気持ちが大切ですかねー。

開業後 161 日　　#スタッフ教育　＃1 on 1　#フィードバック

本人が気づかない問題点を本人にどう伝える？

自分は直接見ていないが周囲からの報告で問題を指摘されていることをどうやって本人に伝えるか。研修医教育でもスタッフ教育でも悩むこのパターン。。。はてどうするのが正解か。。。

みんなのコメントのサマリ
- 全員定期面談の形でやってみるとか…
- 複数人から情報を集めたり、信頼できてその人とはあまり関係ない人に情報を集めてもらう
- 苦情が来たことにして「こういう話を聞いたけど、どう思う？」と本人に話してみると聞いたことがある

セルフコメント
具体的には言いづらいところなんですが接遇関係なんですよね。。。私は部署的に離れているので直接見づらい立場にあるんですが、同職や他職種からも私に報告があるんですが、本人は患者さんには伝わっていないと思っているようです。

コレ、本人にスパッと聞いていいものでしょうか？本人は悪いと思って

いないようで、多分聞けば周りの誰かが指摘したことに気がつくと思うんですよね…

■その後
実は全員定期面談をしているんですが、中々それぞれの立場で色々言いたいこともあるようで、全て聞いているとしんどい感じです。

任せてしまうのが一番良いと思ってるんですが、うちはまだまだ価値観の共有が微妙でして、中々そこまでいかないのが実情です（汗）。私も5分程度と思い始めるんですが、1時間くらいかかるのもザラでこちらも疲れます…

開業後176日　　　#採用　#面接　#縁故採用

採用面接は難しい

採用面接ってほんと難しい。。。。

　みんなのコメントのサマリ
- 私は饒舌な人ほど不安になる
- 1回の面接で問題点をきちんと捕捉するのは限界がある
- 結局、働いてもらわないとわからない。身もふたもないが…
- 結局、知り合いやスタッフの知人など縁故採用が安心だったり…

　セルフコメント
結局全く知らない人を採用するリスクって結構大きいんですよね。縁故採用って採用側から見たらそりゃそうなりますよね…

開業後178日　　　#コミュニケーション　#指示伝達　# SNS

スタッフへの伝達にSNSは有効か

院内スタッフ間のチャットツールについて。
やはり使い方が難しい。特にこれらのツールは、緊急性や包括性など「非業務時」に使うことも想定されているので、逆にある程度ルール化していないと「休日に業務連絡が来ることに対する不快感」にもつながる。これはSNS慣れや生活リズムの違いなども関係するのかも。特に医療専門職は仕事の時間がグレーな中で育ってきている傾向があるので、事務職との感覚の違いが結構大きいことに気がつきました。そうなるとこの手のツールは逆に使いづ

らく、こちら側もあまり発信しづらくなるなと。
全員が1つに集まることも中々ないので使い方が難しいですね〜

みんなのコメントのサマリ
- 検討したが使ってない。アナログの掲示板を利用している。事務連絡、在宅の往診結果、今日すべきことの申し送りなどを掲示。朝出勤して皆が目を通して朝礼にのぞむ
- 全職員にレクチャーしてがんばって導入したが、夜間土日での書き込みが課題。情報は流すが見たくない人は見なくて OK とした
- コミュニケーションが円滑になることを優先とし、発信者が制限を受けないようにすることを大切にしている
- 朝礼で出た話を中心に朝のみ 1〜2 通共有
- 事務スタッフを中心に反対意見が多く導入を断念
- コロナ対策で役職者のみ SNS を導入したが、私物のスマホを使うのか、通信費の負担などを言われて暗い気分に

セルフコメント
発信側としては便利なのでなるべく制限なく使いたいんですが、結局レスをする人がいるとしない人が気をつかうという現象も生じて悩ましいなと思います。

その組織のチームの成熟度と IT リテラシーが影響するかなーというのが率直な印象です。

■その後
色々考えたのですが、やはりこの先を考えるとデジタルツールでの情報共有や使いこなしに関してはむしろ使用する側にも理解してもらうのは大切かなと考えてます。

投稿に関しては受け取り側で時間外や休日は OFF にしたい人はしてもらい、その代わりきちんと勤務時間内に内容は理解してもらうなど受け取り側に工夫してもらうほうが良いかなと

また、これらのツールを使う事をそもそも採用時に面接で伝えそこを理解して可能な人を採用するなど最初の時点で確認するのがポイントかなと感じました。

開業後 181 日　　　　#院長の健康管理　#勤務医との違い

院長の有給休暇

スタッフには有給を強制的に 5 日とってもらわなくてはいけないのですが、社労士さんから「先生は関係ないですから」と言われて、管理者＝労働者というわけではないことに改めて気がつく。。。

開業後 189 日　　　　　　　　　　　#退職者　#人事

退職希望者に振り回された？？？

人事関係のやりとりをしていたら 1 日が終わっていた。。。。
下手をするとあまり解決しないでぐるぐるしそうで恐ろしいです。

 みんなのコメントのサマリ

- 一人で考えるとドツボにはまる〜
- 落ち着くまで 5 年、その後は世代交代の波が。「去る者は追わず」を覚えるまで 10 年かかった
- 辞めると言った人に一度だけ説得する。辞めるという人は改善点がはっきりしない場合、ほとんどがスタッフ間の人間関係か給与の問題あるいは個人的な事情で結局は辞める
- 友人と連れ立っての就職希望の人は辞める時も一緒なので採用は遠慮する
- 経営ビジョンは重要だが、人が少ない中では、ゆっくりビジョンの共有を作りあげるほうがよい

セルフコメント

ビジョンの共有は大切だと思うあまりやや強制的になりすぎたのかなと感じました。なんとなく今まで内的なモチベーションの高い集団で仕事をする機会に恵まれていたので、それが普通と思っていたのですが、もっと単純にビジネスとしての関係性の方が基準にくることをすごく実感しています。人は城、人は石垣とは言いますが、個人的には確かにお互い去り際が大切だなと感じます。経営側もあまり感情に左右されずある意味俯瞰的に対応しながら大きな心で受け入れていく必要があるなと感じました。色々勉強になります。

開業後203日　　　#公費負担医療　#レセプト

公費番号

28とか81とか今更知るという。。。。

 みんなのコメントのサマリ
- 公費番号をおまじないのように覚えた
- あと30番、40番、50番、54番、80番…

 セルフコメント
地域によって番号が違うのも知らなかった。
こういうのはほんとにレセに関与していないとわからんですね〜。大学の時にちょっと病名考える程度の関わりでは到底わからなかったです。

 開業後214日　　　#1on1　#ミーティング

1on1って有効？

1on1は良いのか悪いのか。
最近はあまり良くない気がしています。
あまりみんなの前で言えない話を個別で聞くのも良いのか悪いのか

 みんなのコメントのサマリ
- 全員に対して定期的に1on1をするのが良いかどうか懐疑的。これで解決したことがなく、結局、派閥は派閥なままで、むしろ火に油を注ぐ結果になることも。目的は明確にして適切な時に適切な条件で適切な相手に行うと有効かも
- コーチングの出番だと思う
- 必要に応じてやっている。基本はあくまでも"聞く"に徹し、派閥や好き嫌いにも介入せずしゃべってもらえる範囲で問題を把握するだけ
- 上司が言いたいことを言うだけのヒアリングではだめ
- 自分自身を複数の立場（院長として、自分個人として）での1on1は有効だと思う。ただ院長としての面談はいきなりfinalになるので危ないときもあった

 セルフコメント
なんか1on1で解決したことがないんですよね。。。。

開業201日〜400日まで

開業後 216 日　　　　　　　　　＃労災　＃自費　＃請求漏れ
労災適応時の窓口負担

労災で、その後紹介になった人が、最初自費もしくは預かり金をもらっていなかったために結局逃げられる…とか、知らないが故の勉強代といえばそうですが、中々システム全てを把握するのは大変です（汗）

開業後 223 日　　　　　　　　　　　　　　＃公費負担医療
日本スポーツ振興センターの給付金

世の中わからないことばかり。
学校で怪我をした場合、大抵この制度のお世話になります。
受付事務での注意は子供医療の対象にならないので、保険請求で3割になること。後で書類をもらって月終わりもしくは診療の最後に書類に記載してそれを保護者に持って帰ってもらって提出してもらう（保健の先生へ）。

 セルフコメント
日本スポーツ振興センター給付金請求について

（2024年9月19日閲覧）　

開業後 224 日　　　　　　　　　＃働きがい　＃スタッフ満足度
やりたい人が働きやすい職場

多分嫌々する仕事はいい仕事にならない。
やるなら楽しく。
楽しめないならそこまでなのかも。
辞めたい人を留めるより、やりたい人が働きやすい場を作るのが大切だなと思う今日この頃です。

開業後 227 日　　　　　　　　　＃ストレス　＃院長の健康管理
開業したことでのストレスとは？

開業という形態でのストレスは、意外にも自分のコントロールが効かない部分が多かったり、突発的な事の対応が多いところかなというのが実感でしょうか。
ここをどうするかは、人的管理の部分が大きなポイントな気はしますが、そもそも同じベクトルを向いた乗組員を最初から乗せていくというビジョナリーカンパニー 2 辺りの話が実感としては一番大きいです。
都会と田舎での違いはあるでしょうが。

 みんなのコメントのサマリ
●同じベクトルを向いた乗組員がそろうことは稀。時間をかけてそろえるしかない
●成功したように見えるクリニックを見て焦らないこと

 セルフコメント
待つだけじゃなくて、どうやったら理想的な乗組員と出会えるか、色々考え中です＾＾

 開業後 232 日　　　　　#受診理由　#広報戦略　#ホームページ
ホームページを見ての受診の背景

最近は HP を見てという人が増えてきましたが、この辺りはリスティング広告の影響なのかなーと分析してます。

 開業後 234 日　　　　　　　　　　　　　　　　　#院長の収入
自分の給与について

正直開業 7 ヵ月目で自分の給与は出ていません。
というわけで、外勤は辞めずに続けています。色々やり方はあると思いますが、貯金も崩しながら生活せざるをえないので、ある程度の蓄えは必要かなと。
どの規模でやるかなど色々影響する因子はあると思いますが、最終的にはやりたい形とコストをどこで折り合いつけるかというあたりかなと。

 セルフコメント
まあ、といっても収入が 3 ヵ月遅れなんで実質 4 ヵ月。最初は大きな支出もあるのでしょうがないと言えばしょうがないのですが（汗）

いつになったら給与出るかなーと（汗）

開業後 239 日　　　　　　　　　　　　　　＃レセプト
レセプト送信

なんとなくレセ完了。
毎回これでいいのか？と悩むけど、最後は勢いでポチッと。

みんなのコメントのサマリ
- 昔は紙の束をドサッと持って行ったもんだ…。1週間ひたすら手書きして家族総出で足し算していた
- レセ書き屋を雇ってた先生もいた

開業後 245 日　　　＃勤務医との違い　＃保険外収入　＃健診業務
健診業務について

健診は色々言われることもありますが、特定健診は患者さんが来院してくれるきっかけの一つなので、開業医にとって重要な側面の一つです。
ただこの仕組みが最初よくわかりませんでした。以前から健診はやってましたが、基本診察するくらいであとは読影業務くらいでしたが、国保・社保で健診の種類や時期が違う事、請求先や書式も異なる事、人によって細かくできる健診の種類や内容が異なる事など、無限に課題はあります。
意外と「そもそも特定健診って何？」みたいになりがちですので (^◇^;)
一方で、役所や患者さんはこちら側がわかっている体で話を進めてくるので、かなりてんてこまいになります（汗）
この辺りに詳しい人が誰かスタッフにいれば良いですが、いなければ色々聞きまくって調べないといけません。
やり方から請求まで、中々しんどい側面です。また自費の健診も値段や内容をどうするか？悩みまくると思いますが、自費設定に関してはまた別で。

みんなのコメントのサマリ
- 私も特定健診開始初年度はよくわからず苦労した。自費の設定などある程度医師会が頼りになったが…
- 困ったときは保険医協会に聞いてる。解決までいかなくても何もわ

からない状態からは抜けられるので

セルフコメント
この話、事務に詳しい人がいて、お任せしてたんですがその人が辞めたら誰もわからないという悲劇に…
管理者はしっかりシステムを理解しておく必要があると思います。
自費設定に関してはどこも表立って公表していないので苦労しましたが、ネットで情報集めたり、MRさんに地域の他のクリニックの外来の表などを見て来てもらったりしてある程度教えてもらいました。
ただ最終的には、「えい・やっ」で完全に独断で値段決めてます。

開業後245日　　　　　　　　　　　　　#開業医のイメージ
開業医は薄利多売？

開業医を「薄利多売」と言う表現をされると、中々どう返すのがいいものか。。

セルフコメント
開業医を薄利多売と表現されて、ブラック体質とか今の形では学生には望まれないというコメントを著名な先生がされているのを見て、開業医ってそういうふうな目で見られているのねーとある意味客観的に感じた次第です。薄利多売とは思わなかった（笑）

開業後248日　　　　　　　　　　#有給休暇　#適正人員
有給休暇からみて必要な人員とは

人は休むものと考えると、ギリギリでスタッフを回すのか、ある程度余剰人員を確保するのか経営を考えると悩ましいところ。
みんなが休みたい時に休める職場がいいですし、だからといって好き勝手に休まれてもどうにもならない。
はて。どうしたものか。

みんなのコメントのサマリ
●意外と人はいればいるほど仕事が増えたりする。そのためいつまで経っても人が足りないことになる
●日本人はみな真面目だから職場が回らなくなくなるほど休む人はい

ない

セルフコメント
うちの場合まだ事務職が少ないのとできる仕事が人によって限られるので、1人が休むとその影響が大きいんですよね。とは言えそんなにたくさんいるほど普段の業務は多くないとなると難しいなと悩み中です。。。。

開業後254日 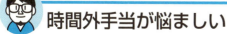 ＃残業　＃時間外手当

時間外手当が悩ましい

「時間外手当」という部分がいまだに管理者とスタッフという立場で自分の中で整理しきれていない気がします。

例えば仕事上の覚えるべき業務の中で、時間内に終わらない場合、自分が学ぶべき内容を習得する際に業務時間外になる部分は、残業となるのか否かという話。

例えば医師が、必要な手技を学ぶ際に業務時間外でもそのチャンスがあれば残ることもあるでしょうが、そこに対して時間外業務としての手当を請求するのか否か。

他業種でもそのようなことはあると思いますが、お金を余分にもらってまで日常業務の内容を学ぶ必要があるのならば、それは業務時間内でやるべき内容ではないか？という話。

お金をもらって教育を受けられればそれに越したことはないでしょうが、はてそういうものなのかな？

と、いまいち腑に落ちていない自分がいます。。。。

みんなのコメントのサマリ

- これまで自己研鑽の意味で時間外手当もなく患者さんのためにというお題目だけでやってきたが、現在はその反動で過剰に反応している気がする
- 他業種では自分のスキルを上げるために自分のお金と時間を使って勉強会に参加している人もいるようだ。ただ境目が難しい。この範囲までは組織が負担して育てる、また自分で勉強して一定のスキルに到達したら給与を上げる、というような制度が良いのかなと思う
- （雇用される立場として）患者さんがいるなら時間外、患者さんが

> - いなければ自分の能力にも関わるので時間外ではないと判断して手当を申請していた
> - 早く覚えてくれる人には通常通りの手当なのに、覚えが悪い人には残業代を加算するという矛盾が悩ましい
> - 仕事の出来不出来をどう定義するかにもよるが、仕事のできる人は昇給し、できない人には昇給しない。そうすると同じ残業時間でも差がつけられる

■その後

現在は患者さんが多く、就業時間を超えてしまう場合はもちろん時間外手当を出しますし、必要がある業務で残業しなければいけない場合はお互い事前に話し合って残業の必要性を確認してから残業許可を出すようにしています。一方早く終わった時は早めに帰るように意識づけをするなど、患者数が多くなって忙しくなってからはあまり無駄に時間外に残るスタッフは減ったと思います。

開業後263日　　　　　　　　　　　　　　　　　　#振り返り

2021年振り返り

まだ仕事中ですが、今年1年の振り返り
何と言っても開業したことが大きかったです。ここ数年かけてのプロジェクトが形になったことが1番大きかったです。
理想を追いすぎて現実との狭間で苦しんだことも多かったですが、なんとか少しずつ形にはなってきている気がします。
予想はしてましたが、課題は「人」でした。まずはここがしっかり落ち着かないとその先がないことを改めて思い知らされました。
また、何はともあれ「経営」の重要さと、そのリアリティを実感しました。理想をいくら並べても、経営が成り立たなければ意味がないということ感じています。自分のお金が減っていく怖さを実感しました。
この経験は大きいと思います。
来年の目標は同じベクトルの仲間を増やし、人的資源と経営を安定させること。今年は家庭医療に関してスタッフと共有する余裕がほとんどなかったので、教育と含めてこの辺りは少しずつ浸透させていきたいです。

また、在宅も何かしらのアクションを起こしていければと思います。
なかなか自分のクリニックが落ち着かなかったので、他の仕事にいつも以上に手が回らなかったのも課題です。
サードスペースとしての整備や、指導医育成、執筆、研究、救急など抱えている課題は多くあります。なかなか進まずご迷惑をおかけしている方々も多々いらっしゃると思いますが、少しずつ進めますのでしばしお待ちいただければと思います。
プライベートは子供の教育や家族の介護問題など実は仕事以上に課題の多い1年でした。
もはや体が3つあっても足りない状況で、こんなに自分のこと以外で悩んだ年も初めてでした。
少し自分のやりたいことをセーブしないとダメな世代に入っている気もしますが、諦めずできる限りのことをしていけたらと思います。
my CLINICも2年目を迎えます。
埼玉一の家庭医療施設になるべく来年も頑張っていければと思います。
来年もよろしくお願いいたします。

みんなのコメントのサマリ
●私も最初の3年くらいは診療所経営でいっぱいいっぱいだった。そのうち、医師会、訪問看護、ケアマネ、地域包括、福祉関係の人たちなど仲間が増えてきて、何となく色々やれるようになった。一緒に汗を流すのは大事

セルフコメント
コロナ禍での開業だったので、不安ばかりでしたがなんとか毎日を過ごしています。
色々な事をやるにしてもまずは足元が重要だなというのを実感した1年でした。
焦らず1歩ずつ進んでいければと思います＾＿＾

開業後 272 日　　　　　　　　　＃診療報酬制度　＃レセプト
「初診」とは？

よっしゃ。毎月のお仕事終了。

今更ですが「初診」をどの状況で取るのか？が結構わかりづらい。。。
今更ですけど切られるポイントが悩ましい。。。
医者が思う「初診」とレセプト上の「初診」に結構乖離があるなーというのは本音です。皆さんどの辺りを基準にしているのかなーというのは気になります。

 みんなのコメントのサマリ
- ローカルルールや査定者によって変わるので切られながら学んでいる
- 風邪だったら1ヵ月以上、慢性疾患だったら3ヵ月以上あいたら…と考えてる
- これまで、慢性疾患の病名以外で処方日数以内やアレルギーを付けたりすると切られたことはあるがそれ以外は経験ない。例えば胃腸炎→5日後急性上気道炎、両方とも初診で
- 数ヵ月後、バサッと切られたときは徒労感を感じるが慣れる。怒ってはダメ

 セルフコメント
感冒→1週間程度で改善。2週間後にまた前日からの咳みたいなパターンって、前日からの咳ってことはまた新しい症状だよね？って思うと初診かなーなんて感じるんですが、そこで切られたりすると、恐る恐るどの辺りから再診と初診が切り替わるのかなーなんて考えながらやってます。
なんか変な風習ですよね〜。あらためて。

 開業後277日　　　　　#レセプト　#診療報酬制度　#主病名
カルテの主病名の付け方にダメ出しされる…

それなりにカルテ記載など自信はあったほうですが結構サンドバッグ状態（汗）
主病名の付け方や採血の検査など結構突っ込み多数。ごもっともなご指摘を多数いただきありがたい限りでした。
現実と理想の中でも色々悩ましくも思いますが、保険診療のルールを知ることも大切ですね（汗）とはいえ大学時代のカンファレンスを思い出しまし

た…
ダメ出し万歳的な（笑）

セルフコメント
結構ポイントがありそうですが、意識しすぎると日々の診療が進まなくなりそうですよね。。。。
当たり前のことなのかもしれないですが、抜けないように日々カルテ記載をしっかりしないとですね、、、、

開業後 278 日　　　　　　　　　　　#書類作成　#診療外業務
書類仕事が時間をとってしまう

とりあえず今日はなかなかの負荷のかかる午後だったので、帰って一休みして今まで書類関係を片付ける。と言っても大抵契約書と振り込みと医師会関係の書類の返事。。。これがあっという間に大量に溜まっていく。。。
開業して書類仕事が爆発的に増えたことが結構時間をとってしまう。。。
書類仕事の時間の確保って結構重要な要素かなと最近の気づきです。

開業後 279 日　　　　　　　　　#スタッフとの関係　#退職者
辞める人にどういう対応がよいか

この 1 年で一つ学んだことは人が辞める時、管理者としてにどのような対応を取るべきかということ。なんとなく、慰留することに力を注ぐ傾向にあったような気がしますが、あまりそこに固執しすぎることも良くないのかなというのが正直な感想でしょうか。
全く止めないわけじゃないですが、それもまた縁と思って自然の流れにまかせるのもお互いストレスがないのかもしれないですね。

みんなのコメントのサマリ
- 辞めるのはなるべくしてそうなってるだろうから、慰留するかどうかもケースバイケースかな
- 新しい出会いにときめく機会でもある
- 最近は「今のスタッフが最高。辞めていったスタッフのおかげ」と思うようにしている。慰留するのは後任が見つかるまでの時間か

せぎ

開業後283日　　　＃時間外労働　＃労働基準法　＃就業規則
36協定って…

36協定って新しい言葉を知るの巻。。。。
医者の世界はどうなってるんだ？＾＾;

みんなのコメントのサマリ
- 労働三法のアウトサイダーだった医師がシステムを作っていくのは大変だろうが、意義があるし、必ず苦労は報われる
- 院長になって初めて知った。医師は常識に疎いって、こういうことなのかと思った。医業経営の勉強はある程度の年齢になったら、かなり必要。各科のトップになるときに必須とすれば働き方改革も進むかも

セルフコメント
社労士さんと就業規則を作っている段階。言葉は知っていましたが、内容はよくわかってなかったので。

開業後288日　　　　　　　　　　　　　　＃予約システム
予約時間の意味って…

「20分に予約」という意味が、「20分に到着」と「20分に診察開始」という2通りのパターンの人がいることが判明。。。。
意思統一が必要ですね。。。

みんなのコメントのサマリ
- どっちだとしても守られないことが多い
- 患者さん側として「このクリニックはどっちだろう」と思っていると思う。医療機関側がバラバラなのが原因ではないかと。そうはいっても統一は難しいが
- 9時台は診察開始で、11時台は到着するように、と患者さんには伝えている

開業後 292 日　　　　　　　　　　　#診診連携　#紹介患者

地域の先生方の信頼を得たい

転院してくる糖尿病の患者さんが軒並み眼科受診をしていないので、地道に眼科の先生に紹介していたら、先日他院のコントロール不良例の患者さんを逆に紹介いただきました。

患者さんいわく「この先生は糖尿病に詳しい専門の先生だから、しっかり受診してくるようにと言われた」と。

いつの間にか糖尿病の専門医扱いになっておりますが、コツコツと真っ当な活動で地域の先生方の信頼も得ていけたらありがたいなと。

開業後 297 日　　　　　　　　　　　#在宅医療　#一人診療所

在宅医療はソロ診療所では無理？

在宅ってすごく意義がある仕事だと理解してるのですが、一人所長時代の経験からソロじゃやれないなという結論になっています。

いつかはグループ化してやりたいとは思ってます。

 みんなのコメントのサマリ
- 外来に何年か通っていた患者さんへの在宅医療では高い水準は期待されてないようだし、かえってソロのほうがやりやすい
- 緩和ケア病棟からの依頼での在宅医療はきついが…
- これからは 24 時間 365 日対応は無理なら無理でよい。行けないときは救急や病院に依頼することもあり。医師 - 患者関係は適度な距離感で「知らないうちに入院していた」もあってもよい

セルフコメント

現状高齢の方も外来で診ているので、この方達が通えなくなったら「じゃあうちじゃ診ませんよ」とはできないよなーとは感じています。まずはそこからかなと。

（追記）

海外では結構割り切っていて、夜間や時間外は時間外対応の専門家がその時間は対応して、診療時間内しか対応しない在宅医療機関が普通のところもあるようです。

日本の医師の場合、患者さんは主治医が診ないといけないとか、患者さん側も主治医に診てもらいたいという気持ちがある（と思っている？）ことが、在宅医療を特に医療者にとって辛い状況へ追いやっている気もします。一方で日本の開業医の先生はソロが大半なので、その形に沿った在宅の展開は必要だと思っています。そうなると、夜間休日の問題は切っても切り離せないんですよね。またこの辺りは都会での展開が主で、田舎での在宅はやはり難しいというのが現状です。どこが正解かはわからないですが、少なくとも現状の在宅医療の形は医療者のボランティア精神に頼っている部分が大きいので、その状況で在宅へのシフトをやろうと思っても実質は続かないと思っています。

開業後314日　　　　　　　　#チームビルディング　#定着

人が辞めない組織が良い組織？

人が辞めない組織がいい組織なのか、一定の割合で人が出入りしていくような組織のほうがいい組織なのか。
といっても採用は労力使うので大変ですけどね。。。。

 みんなのコメントのサマリ

- 成長という意味では、人が全く辞めない組織は成長しない、していないと思う。人が辞めないのは安定化の指標であり、教育コストの節約、暗黙的ノウハウの蓄積や理念の強化などプラス面はある。反面、新しいチャレンジをするハードルになったり、暗黙的にチャレンジを避けたり、理念と同化しているフリが横行するリスクもある。組織は特定のことにうまくなっていくと同時に新しいことに踏み出していかねばならないと思う
- イノベーションを起こし続ける組織は、人がある程度辞めていく必要があるのかと思う。あるIT企業では1年間で30%の従業員が入れ替わることを業績の評価指数にしてるみたいだ
- 医師として経験者であっても、労務管理者・経営者としては初心者なので、最初から安定はない。勤労場所を選ぶ権利は労働者側にあるので、経営者側に理由があると思わないほうがいい。放っておく

と、どんどん保守化するし…
- どこを目指しているかによるが、人は辞めることも辞めないこともあるし、辞める側の要因もあれば経営者側の要因もあると思う。良かったことも悪かったことも、後になってそれが逆になることもある。結局、謙虚に精いっぱいやるしかない。そうである限り、人が辞めても辞めなくても、組織の良し悪しを表現する指標にはならないのかもしれない
- 一定の期間で循環するのが理想。循環しないときは循環させる・させられる余裕を持てるのが理想かも。うちも余裕はないが、毎年、新人を採用して新しい風を入れている

セルフコメント
歴史の長い診療所で古参のスタッフの問題を経験していた時代は、職員が安定化してしまうデメリットをよく経験していたので、ある程度回転をするというのは結構重要だなと感じていました。個人組織では余程でない限り回転させることはできないので、結構人間関係の問題は解決しづらいかなと思っていました。一方、回転よすぎても困りますし、なかなか答えはないですよねー

開業後318日 #宣伝 #看板
電柱看板の見直し①

開業1年が目前に迫り、電柱広告を見直すか検討しようかなと。
だんだん景色になりますし、最初ほどインパクトもなくなるでしょうから。

みんなのコメントのサマリ
- 若者はネットだし、高齢者は口コミなので不要では？
- 患者層のどこに厚みを持たせるのかを考えると面白い
- 電柱広告業者が「電柱・看板広告は最初は大きく始めて顧客が増えるとともに減らしていくもの」と言ったので1、2年して見直した。中長期的に固定費削減は大事。ただ道案内に必要な場所の広告は残すのがよい
- 最初は費用対効果がわからないので設置場所は絞った。そして開業1年後には大規模病院と近隣病院前の2ヵ所以外は解約した

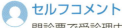 **セルフコメント**
問診票で受診理由をみてるんですが、意外と看板見てという人が当初多かったんですよね。
色を差別化したり、QRコードをつけたり、標榜科を目立たせたりと既存の看板と比べてやや工夫はしました。田舎で車社会なので結構意味はあった気はします。
その代わりと言ってはなんですが、「野立て看板」の類はブランドイメージなども考えて一切やってはいないです。
最近はHPを見てというパターンが増えてきたのと、やってみたらコロナワクチンが結構周知に役立ったりもしているので、そろそろ縮小しようかなと考えているところです。
どこまで意味があるかは地域差もあるかもしれないですね〜
このまま見直さないのが一番無駄かなと思いまして。。。。^^;

開業後325日　　#経営サポーター　#社会保険労務士　#院長夫人
価値観を共有できる存在…

開業してからいろいろ相談するのは、税理士さんや社労士さん。
社労士さんとの契約は最初必要か疑問でしたが、今やいないなんてありえないくらい相談することが多いです。
あとは妻の存在は大きいです。やっぱり。
答えを期待しているわけではないですが（笑）価値観を共有できる存在は、心の最後の砦です。

開業後327日　　　　　　　　　　　#経営者　#勤務医との違い
給料をもらう側と給料を作り出す側

給料もらうほうの意見と給料を作り出すほうの意見では、現実と理想ほどかけ離れるかもしれません。もちろん理想を現実に近づけるのが重要ですけどね。。。
今の課題は理想でどうやって経営を成り立たせるかでしょうか…

セルフコメント

診療報酬改定を見るとかかりつけ医としてのポイントの部分もあると思いますが、インパクトとしてはリフィルなど定期通院患者への影響でしょうか。うちはあまりまだ多くはないですが、今まで人数単価×診療日数という構造の中で経営を考えているところもあったと思いますが、当然医療費を減らす側としては単価を減らし、日数を長くするという形になると思います。そこで、リフィルで日数を延長させるという形でしょうか。

どうしても加算としての特定疾患管理指導料という項目があるので、ここが月1もしくは2回算定という形をとる限り、影響は大きいです。
まあ、特定疾患管理指導料もどのあたりを管理しているの？となるとその質が問われているようで問われていないというのも問題な気はします。こうなると、総患者数が減る中でよりコンパクトな経営が求められるとなると、医療施設特にクリニックはよりマイクロとなっていくのが流れですかね。。。そこで24時間在宅管理や患者対応が可能かどうかそういう問題も出そうな気はします。。。。

患者数が減れば、それに対応する医療者の必要数も減るでしょうし、労働時間の問題も併せて特に大学病院の医者の外勤先なども減りますかね。。。。大学の給料だけで生きていくという時代が来るのかもしれません。。。。

よりコンパクトに少ない患者を質を高くして診ていくというのは聞こえはいいですが、そこにどうやって経営としてのインセンティブをつけていくのか、そこはあくまでもボランティア精神でやるのか、単に医療費を減らす目的だけでやり続けるのも色々変な皺寄せは出そうな気はします。。。

まあ、流れに乗っからないとどうにもならない世界なので、見極めが重要だとは思いますが。。。

（追記）

令和6年（2024年）の診療報酬改定では特定疾患から糖尿病・脂質異常症・高血圧が外されるなど、高騰する医療費の抑制に国も本腰を入れてきているのだと思います。単に点数が高いところを減らすという作業を行うだけでは、国民の健康を守るという本来の意図とかけ離れていってしま

うのではないかと心配しています。

開業後 329 日 ＃口コミ評価　＃ SNS 対策
SNS の口コミ評価にへこむ

初の低評価の口コミにやや凹む。。。やはり待ち時間の問題を指摘されてのことですが、なかなか難しいですね。。。　こういうのは大抵初めての方が多い印象ですが、やっぱりワクチンの一見様という辺りは不特定多数の初診の方に対応するデメリットの一つでしょうか。。（どなたが書き込んだかわかってるという話ですが…）ちょっと事実に反する内容もついでに書かれたので、そこは丁寧に返信で訂正させていただきました。こういう対応も大人の対応が必要と思いつつ、SNS の普及を感じる今どきの悩みですね。他の業種でもこの辺りの対応をどうしているかは気になります。

みんなのコメントのサマリ
- 事実と違ってあまりに酷い場合、弁護士さんに相談して対応してもらうほうが良いかも
- 口コミ見た。思い込みもあるだろうが予約して待たされたことに対する患者と医療者の深く大きな隔たりを感じた
- あの口コミはよほど何か言いたい人だけが書き込むから信じるべきではない
- 私は口コミ見ないようにしている
- 私は SNS の評価には返信はしないようにしている。返信しても良い方向に行くことが少ないから
- 当院にも低評価の口コミがつくことがあるが、受け入れられるところはスタッフとともに受け入れ、そうでないところは、「こちらも信念持ってやってるから！」と自分に言い聞かせてる。SNS の口コミは、あくまでも何千人の患者さんのたった一つの意見なんだといつも思っている

セルフコメント
指摘として受け入れる部分もありますが、受診しないほうがいいようなコメントがあったので流石に営業妨害だよな〜と、心中穏やかではない感じです。とはいえ、こちらは選ばれる側で患者さんを選ぶことはでき

ないという立ち位置からできる限り改善できるところは日々努力しようと思いますが、客商売の難しさを実感しております。。。。

■その後
最近はコメントを見なくなりました（笑）。ネガティブコメントも経営改善には良い事だとしばらくは頑張ってコメントを返していましたが、あまりにも勝手なコメントばかりで見ないほうが精神衛生的にも良いと判断しました。SNSより目の前の患者さんとのコミュニケーションを大切にすることが重要ですね。

開業後333日 　　　　　　　　　#検診業務　#診療報酬制度
知らなかった算定

健康診断の結果、治療の必要がある場合の算定では初診が取れない。知らんかった。。。。

 みんなのコメントのサマリ
- 健診の結果、治療適応があっても経営的にはその場では処方開始しないとなりがち。しかしその人が受診しないと収入ゼロだから割り切りも必要

 セルフコメント
算定要件見てみると最初のきっかけが健診なら初診取れないですよね…まあ、普通に健診に初診料も入っているという感覚なんだと割り切るしかないですよね（汗）

開業後335日 　　　　　　　　　　　　　　#宣伝　#看板
電柱看板の見直し②

先日の電柱看板の件ですが、よかったなと思うのは、
　①テーマカラーを決めたこと
　②クリニック名ではなく、診療科目を目立たせたこと
　③QRコードをつけたこと
この辺りでしょうか。
電柱看板は田舎は特に医療機関がほとんどを占めていて、ほぼ差別化されな

い・景色状態になる傾向があります。そこで、周りと被らず嫌なイメージにならないレベルで当院のテーマカラーの色でまず注意を引いてもらうようにしました。

また、ありがちなのは「○○医院」などの文字ですが、あえて目立つ範囲で診療科を載せるようにしました。

当地域は特に小児科・外科が極端に少ないので、まずは診療科から探すことも考えてこの辺りを強調しました。

最後にQRコードを載せました。

少しでも興味をひけばその後は今どきスマホで調べると思いますので、その辺りが狙いです。

結構、意外に来院理由に「看板を見て」と言う人が多いのですが、この辺りの工夫も少し影響があるのかなと分析しています。

開業後337日　　　　　　　　#開業医のイメージ　#勤務医との違い

病院に比べて開業医のほうが楽？

病院が忙しくて開業する！と言うつぶやきを見て、やめとけと言ってあげたくなる…

 みんなのコメントのサマリ

- 忙しいからではなく純粋に開業に関心があったが遠井先生の投稿を読んで思いとどまった経緯がある
- 病院の雑用、特に若い先生が言う雑用は実は意味があって雑用じゃない
- 約20年前はそうだったかもしれないが今は開業は"挑戦"
- 病院はつまらない委員会や研修など診療以外の面倒なことが多すぎる。でも開業したらそれらを全部一人でやらないといけないんだ
- 学位よりMBAを取ってから開業したほうが賢明
- 病院勤務医も開業医もそれぞれ「舐めてはいけない」ということ

 セルフコメント（追記）

決して開業医が忙しいからやめとけ！というわけではないです（笑）
恐らくどの職場も忙しいです。隣の芝生は青く見えるから、安易な気持ちでの職場の変更はやめといたほうがいいですよって意味です。特に開

業したら楽です的な考えを今の時代に持っているとしたらそれはそれでやばいです。。。（笑）

 開業後343日 #経営者　#財務諸表
財務諸表を読む力は必要だが…

経営という視点で財務諸表を読む力は大切だと感じていますが、実際に開業してみて開業医に必要な経営の視点はちょっと違うかなというのが今の心境です。
開業という視点に絞れば、事業計画や諸々のほうが重要ですし、人的資源管理の重要性のほうがもっと高いかなと。
この辺りは実践してみて振り返って考えてみる価値はありそうです。
一旦財務3表の見方を学んで、ある程度分析と対策ができると、そこに関しては大きな変化はそうそうは起こらないので、日々の経営判断としては時代の流れに合わせて「何を導入して何をやめていくか」の判断や「周りとの差別化」などを考えるほうが大切かなと感じています。
後はマーケティングや広報ですかねー。

 みんなのコメントのサマリ
- 値段を自分でつけられないところは「商売として特殊」かも。厚労省の意向があるようだ
- 国の方針に左右されない収入源が必要だと思う
- 例えば内視鏡専門クリニックではコロナ禍での検査控えがあって大変だったらしい。選択肢の少ない事業では制度や環境の変化が経営を左右する。つまり複数の事業をしているほうが保険ルール下ではリスクヘッジになると感じた

セルフコメント
財務諸表が読めなくていいという訳ではなくそこは基本で現状を理解できるというのは前提だとは思います。
国の方針に左右されない収入源づくりという辺りかなーと思ってますが、保険診療が中心の医療業界だとその辺り難しいんですよね。自費を考えるのか、医療以外の収入源を確保するのか色々考えはあると思いますが、とにかく梯子はずしばかりする業界なので悩ましいことが多いで

す。。。。
例えば、改訂前に購入した物品は改訂前の医療報酬に準じて購入する訳ですが、購入後に診療報酬自体を下げられると黒だったものが赤になるなんてことが簡単に起こってしまうのです。。。。ゲームのルールを途中で変えてしまっては、誰もゲームに参加できないですよね。。。。

開業後349日　　　　　　　　　　　　　　＃ミーティング　＃ビジョン

スタッフミーティングは必要か

スタッフ会議をやらないと決めて紆余曲折あり、今年に入ってから月1回再開しています。
最終土曜日少し勤務後に時間をもらい、事務的なミーティングを始めました。今日から少しずつプライマリ・ケアのこと、家庭医療のことをスタッフに伝えることを始めました。
最初はうちの行動指針にもつながる「ACCCA」の話。
どういう理由でクリニックを立ち上げたのか。カフェや芝生があるのはどうしてか。などなど。
現実的な目の前のことに追われる毎日ですが、少しその背景的な部分にも触れて目指すベクトルを少しずつ共有できたらと思います。

みんなのコメントのサマリ
- 当院は、毎朝始業前にミニミニミーティングをしている。チェックインから始まって、情報共有・話し合っておきたいこと、1分沈黙の順でやっている。まとまってのミーティングはよほどのことがないとしない

セルフコメント
今までは、朝のミーティングのみで5〜10分程度でやってました。それでもある程度問題ないですが、まとまった共有や勉強会など諸々普段サポートしきれないところを月1回のミーティングでやり始めました。
色々話そうとすると長くなってしまうのですが、スタッフの興味なども考えると短時間で終わらせるのがいいと思っています。興味がある人は個別で調べると思いますし。
残業代の問題も当然ありますが（笑）

（以前の雇われ院長時代）結構ガッツリやっていた経験と、全くやらないパターンも経験しているので様子見ながらという現在の状況です。

開業後 361 日　　　　　　　　　　　#在宅医療　#組織拡大

在宅医療やるべきか…

そろそろ患者さんの相談も在宅関連がちらほら見え始め、在宅やらないと言ってられない気もしてきています。。。少しずつ組織拡大していくべきか。。。

開業後 362 日　#自動精算機　#会計　#キャッシュレスシステム

自動釣銭機について

最後の締めの間違いがない分スムーズだしお釣り間違いもまずないのはいい。ただ結構トラブルも起きるので、別に釣銭を金庫で用意しておくと、いざというときに患者さんを待たせずに済む。
毎回小さい釣銭補助用の金庫を持ち歩いています。

 みんなのコメントのサマリ
- 当院も釣銭機使ってるがこれまでトラブルなし
- システムの成熟度にかなり依存しそう
- 釣銭機は「手間を買う機械」だから時間とられるのはもったいない
- 当院は導入して2年経つがトラブルなし
- 釣銭の間違いがなくなるのが大きな利点。午前と午後のレジ〆めのとき、事務スタッフが現金を手で数えていた作業から解放されることがかなり効率化だった
- 当院は基本的に現金のみ、釣銭機として使うのみなので他システムとの連携はない。電子カルテで領収書を発行する際に金額をバーコードで打ち出すようにし、レジ側でバーコードを読むことで入力間違いを防止。バーコード連携がお勧め

 セルフコメント
多分POS系のシステム関連のトラブルが多いのかもしれないです。開

かなくなったり動かないというのがたまにあるみたいです。大抵再起動とかで改善しますが。

開業後363日 　　　　　　　　　　　　　　＃開業医のイメージ
開業してない人が外部からいろいろ言っても…

これからの開業は儲からないとか経営として成り立たないとか紙面上での頭でっかちな理論をSNSで繰り広げている話が散在していますが、そもそもの開業に対する方向性の問題かなと。
（開業理由が）儲けるためとかならやめた方がいい。
地域医療をやりたい、地域で開業することで自分のやりたいことを形にしたいなら開業するべき、単にやりたいことが雇われていてもできるなら無理に開業するべきではないって話かなと。
その辺りが先にビジョンがくるかお金がくるかの話にもつながるかと思います。
会社を立ち上げる人と同じですかね。後は多分やってみないとわからない世界も確実にあるので、やらないで遠くから考えるより一歩踏み出すかどうかという視点もあります。
安全な場所から理論的な話をするのは中々現実味がないのと、実際やってる人は語らないことの方が多いですからね〜
後は要は楽しいかどうか。

みんなのコメントのサマリ
- やってみて初めて見える景色とやってみたけど見えなかった景色はある。確かに全員にお勧めではない
- 下世話な話だが子どもの教育費などを考えると開業医もありかなと思ったこともある。医療法人なら節税のメリットも大きいが、自分がやりたいこと、どこで地域に最も貢献できるかなどを考えると、自分は病院勤務医という結論になった
- 勤務医時代に開業セミナーに参加したら集患のコツを「いかに他院から患者を奪うか」の観点での話だったが、少ないパイの奪い合いの話に悪い意味で感心した

セルフコメント

結構これからの保険制度や人口減とかを理由に開業はリスクが大きいとか話をポツポツ聞くのですが、そもそもリスクのない世界はないですし、リスクを背負わなくては見えない世界もあるので、やっぱりそれでもやりたいかどうかがポイントな気がします。

賃貸と持ち家どっち？と話が似てるかもしれませんが（笑）

ちなみに、経営無視していいわけじゃなくて、ビジョンの次にどうやって経営を安定させるかという話は無茶苦茶大切。

自費とか儲けたい開業形態は考えれば沢山あるかなと。

保健医療の範囲で地域医療という形でやるならという話ですかね。

■その後

子どもが万が一にも私立医大に行こうものなら教育費を考えると勤務医じゃ到底無理なので、収入面を考えると開業っていう選択肢もありだと思います。ただそこが一番の理由になっちゃうと、多分苦しくなるんですよね。そういう意味で開業するVisionって大切だと感じています。

色々な理由があっていいと思っております。どの分野もそうですが、単に「お金が儲かるか否か」の議論だけで開業というスタイルを選択するかどうかの議論は厳しいなという気がしています。

実際田舎になるほど確かにパイの奪い合いになるんですよね〜。そこは否定はしませんが、結果論であってその過程でどういう理由で開業するかが大切だよなーという気はしています。とはいえ、最終的には収入の確保は生きていく上で大切なことなので、なんでもボランティアでいいとは思っていませんが（笑）

開業後363日 #予約システム #待ち時間

予約システムについて

予約システムについて本来の目的を達しているのか？
患者の待ち時間対策になっているのか？
むしろスタッフの手間が増えていないか？
振り返りは必要かなと。
どこまで効率的に使えているのか。。。

どこのシステムが使いやすいとかありますかねー

 みんなのコメントのサマリ
- 定期患者の総数、ウォークイン患者の時間別来院度数、一人当たりの診療時間の平均値などで予約枠を定期的に調整。これらの変数が変わると最適な予約枠も変わってくるのでメンテナンスが必要
- 不確定要素が多いので、調整可能な予防接種は時間を指定。初診患者は予診票使ったり看護師が予診とってるが、最初は最もニーズのある時間帯に短時間で対応してフォローにつなげている
- 連絡なし初診は「待っていても仕方がない」というように期待値の調整をしている

 セルフコメント
大抵遅れる原因は初診の直来なんですよね〜。今そこに定時の予約以外に発熱と予防接種が絡んでくるので、なかなか厳しいことが多いです。。。微調整は確かに必要ですがなかなか実現できてないですねー

■ その後

うちは相対的に全然患者数少ないのですが、不確定要素が重なって一定時間に集中してしまう感じでうまくばらせてないんですよねー。なので、患者さんが集中した時は待ち時間が増えてしまって、暇な時は暇みたいな形になってしまうので。。。。予約システムは導入してるんですが、いまいちその良さが伝わってこないのでどうしたものかなーと思っています。

（さらにその後）

結局その後も大きくは変わっていないですが、コロナが落ち着いてくれたおかげで極端に多くの発熱患者さんの来院はなくなったので、比較的予約や当日受診も落ち着くようにはなってきました。その中でも当日予約はやはりお待たせしますが、自宅でギリギリまで待っていることにも患者さん自身が慣れてきたところもあって、待ち時間に対する苦情は減っている気がします。

 開業後 366 日 　　　　　　　　　　　　　　　　　#振り返り

開業 1 周年

祝 1 周年！本日で本当の 1 周年です（笑）中々思う通りにはなってませんが、少しずつ地域のニーズに応えられたらいいなと思ってます。結構楽しくやら

せてもらってるような気はしてます ^_^ 引き続き埼玉に家庭医療のメッカを作るべく頑張ります ^ ^

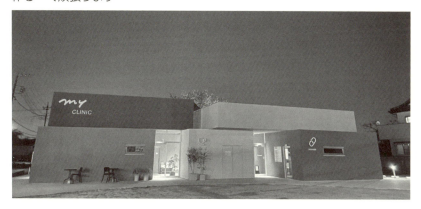

 開業後 367 日　　　　　　　　　　　　　　　　#オンライン診療
オンライン診療について

オンライン診療をどうしようかと悩み中。
とある会社の説明を聞いたら、あっという間にやってく方向で物事が進むので企業側もやる気だなとちょっと驚愕中。。。
しかし、埼玉の田舎でやる人いるのかなー。なんでもある意味できちゃうので、ずっとオンライン診療だけの人っていうのも存在すると思うと、ある意味すごいなと。
算定要件とかよくわからないところもあるので、考えないといけないんですが、そうこうやってるとめんどくさくてやらなそう。。。。

 みんなのコメントのサマリ
- 患者さんの多くが希望しているなら検討する必要があるが…
- オンライン診療のための web 講習を受講したが、訪問看護とオンライン医師診療を組み合わせたシステムなどがすでに想定されていることに驚いた
- ①領収書を PDF で送る必要がある、②電子カルテはネットでつながってなくて PDF ファイルを手作業でパソコンに送信する必要がある、などの理由で自信がなく実施を見送っている

- 実験的に数件やってみて、実感として働く患者さん層にやはり便利。一方で一人当たりの診療時間はほぼ変わらず、医師の仕事は明らかに増える
- コロナ診療のみで使ってみた結果、PPE 着なくて安全に診療できるが、コスパは悪いので一般の診療に用いることは考えてない。今後の展開としては在宅患者での診療や医師自身が罹患した場合など
- コロナのみなし陽性で多用。NTT の無料のサービスを使用。問題は保険情報の確認。ライン公式アカウントで「友達」になってもらい保険証を写真で送信してもらって解決

■ その後

当初コロナ感染の人の自宅フォローでの使用を検討していましたが、結局 1 度も使用しないままコロナ感染も落ち着き、現在は使っていません。実際に受診される患者さんの対応で一杯一杯になるので、使う時間がないというのが本音です。とはいえ、今後どのようにオンライン診療を使うかは検討の余地はありそうです。

開業後 382 日　　　　　　　　＃認知度　＃院長の負担

自院の特色が知られてきているが…

やはり 18 時過ぎから（の診療時間）が浸透してきて混むようになってきました。一方で、かなり疲労感が…他院からも小児外傷の紹介がきたりと、うちのカラーも少しずつ浸透している様子。中々他の仕事やメールのレスポンスが遅れてすいません…疲れすぎて寝落ちすることが多々…ちなみに、最近は思春期の食欲低下に対するアプローチに悩み中です（汗）

みんなのコメントのサマリ
- 午前診のあと休んで、15 〜 16 時くらいから 19 〜 20 時まで診療する関西方式はいかが？　職員の勤怠管理が難しいが、昼休憩中に仮眠や運動ができたり、近隣 1、2 軒の訪問診療や書類作成ができる

セルフコメント

患者さんの通院しやすい朝と夕方 18 時過ぎを意識して、8:15 〜 11：00、14:45 〜 18:30 が受付になってます。職員確保が結構大

変です。。。その代わり週休 2 日ですが、週半ば水曜と日曜を休みにしているという変速方式です。

開業後 383 日　　　　　　　　　　#レセプトチェック　#質の担保
レセプトチェックで思ったこと①

レセチェック中。
最後にニチイさんにチェックしてもらってから再度見直すのでとりあえず仮チェックという感じ。やっと慣れてきた感じはありますが、改めてやっちまったミスとかもあってなんとも反省の日々。
少しずつレセ件数は増えていますが、一人の医者で診れる人数は限界があるので質の担保も考えるとどのような戦略でいくかそろそろ考えどきかなと。薄利多売にはならないように、質の担保が重要ですね。
結局休日も月末月初はやること多いですね〜

　セルフコメント（追記）
　　「そうでしょう」という先輩開業医の同意の声。先輩開業医の言われたことが身に染みてきています。月末来るのが早すぎる……

開業後 383 日　　　　　　　　　　#レセプトチェック　#業務の外注
レセプトチェックで思ったこと②

レセプトチェックの外注について
外注した理由は、恥ずかしながらオープニングスタッフにベテラン事務がいて「先生は何もしなくていいから」的な雰囲気になってしまい大失敗したという経験があります。
なので、「レセプトは自分が責任持ってやる」というのが前提で、その中で当時事務スタッフが経験不足のスタッフしかいないため、あてにならなかったのでレセプト代行業者にお願いしたというのが流れです。
正直スタッフにお願いすると、それぞれの知識やレベルの違いもあるので、一定の質を担保できないというのがあります。それと、やはりいらない残業代がかかるので、複数で長時間残られるより、プロに短時間正確にチェックしてもらったほうが質もコストも安いと感じています。

最初スタッフに全て任せてしまっていたため、レセプトの電送の方法すらわからない状況で急に自分でやることになってしまい、かなり苦労しました。「肝心なところは人に任せない」って大切ですね。

 セルフコメント
本音を言えば、任せられるのが一番いいと思うんですが（笑）、自分ができた上で任せるようにしないと大変だなーと思いまして。。。。
本当に全て一人の事務が仕切ってしまう状況を作られてしまっていたので、ある時急に辞められて、請求できないと焦りました。。。。

 開業後 385 日　　　　　　　　　　#診療外業務　#時間外手当
時間外業務の扱い①就業前

働き方の続きで、「就業前残業」についての議論をまたまた目にしまして。。。。
医療者はいわゆる「就業前残業」というような状況が普通にあると思いますが、つまり仕事前の準備や患者さんの申し送りなどにも当然残業代が出るべきだという話。
この辺りはどうなんですかね？
自分の中では今まで仕事前の準備などは当たり前と思っていたので、自分が時間初めからしっかりと診療に入っていけるように事前準備したり、病棟の時は診療前に事前に患者さんを回ったり検査を確認するのは研修医の頃からの習慣でした。ただこの話は例えば看護師さんの場合、事前に準備したり申し送りをするなども業務の一環だから残業代が出てしかるべきだという話らしく、なるほどと思った次第です。
うちも就業時間前には控室から出てこないスタッフもいますし、逆に事前に色々動くスタッフもいます。そこが確かに個人の努力なのか労働なのかの判断って結構難しいところがあるなと。
昔某医局のカンファレンスは朝 6 時半から行われていて、その準備にさらに早くから病院に行くみたいな生活がありましたが、その給料なんて微塵も出ていなかったことを考えると、いかに医療者の労働の定義が微妙かがわかる気がします。

みんなのコメントのサマリ
- 当院ではスタッフみんなが就業の20～30分前には来てくれている。でも残業代は出してない。本当は早番・遅番をつくればよいのだろうが、難しい
- 始業時間を早くするとさらに早く出勤する人もいる。スタンスの違いがスタッフ同士の衝突の原因にならないか心配
- 今まで勤務してきたところは時間前は「時間外」を出すなと言われてたが、業務準備とか掃除は労働だと思う
- 就業時間前から始めないと時間内に終わらないときは、上司の特別指示がなくても強制力を感じるし、それは命令と変わらないと思う。このような感覚の違いはジェネレーションギャップあるいは個人的なギャップかもしれない
- 技師は医療法に基づき始業前の機器点検を行うが、あるとき労基から指摘を受け残業扱いになった。今はその分早く帰るというフレックス勤務となっている。結果として残業扱いにはなっていない。フレックス勤務日を指定することで退勤後の予定も立てやすいので不満は出ないと思う
- 30分単位切り捨てで残業代支給
- 早く来てくれる人には面談で感謝の気持ちを伝え、評価(ボーナス)に色をつけて返している

セルフコメント

「働いた分は払う」という意見は皆さん疑わないところだと思いますし、僕もそこは払わないと言っているわけではないんですが、「始業は8時から」と言っている中で、「個別に早くきて動いている」状況は労働としてカウントするのか?という話なんです。そうなるとそもそも始業は8時からと言っていること自体が変になりますし、僕のほうから始業前の準備は当たり前で早く来なさいと言っていたらわかるんですが、そういうわけでもないので、はてどうしたものかと。。。。

(追記)

色々ご意見が聞けて参考になりました。管理者の方から雇用される側の方まで色々考えもあって興味深かったです。当たり前ですが「働いた分は対価を正当に払う(もらう)」という基本的な部分は共通すると

思うので、後はその解釈や状況をどう考えるかなのかなという気がしました。確かに個別差が大きい案件だと思うのでコミュニケーションも大切ですよね。

開業後 385 日　　　　　　　　　　　　　＃診療外業務　＃1 on 1

時間外業務の扱い②時間外の個別面談

時間がある時に 1 on 1 をちょこちょこやってたんですが、だんだん患者さんが増えてきて、むしろ残業が出るような状況になるにつれて、時間外に職員に面接すること自体がお互いにあまり歓迎しない状況になってきてるんですよねー。この辺りが悩みといえば悩みです。その代わりではないですが、ちょっとした時間に話しかけながら状況は確認してますが、完全に個別ではないので本音は聴けていないのかもしれません。後は女性の職場なので、あまり 1 対 1 で話をすること自体がパワハラとかにもつながりかねないので微妙だなーというところも悩みの 1 つです。

 みんなのコメントのサマリ

- 昇給と 2 回の賞与のタイミングに合わせて年に 3 回くらい。午後も外来があるので、午前午後の間の 15 分くらいを目安に実施。基本は時間内
- 話を聴くのがメイン。遅刻が多かったりするとその注意をするぐらい

開業後 386 日　　　　　　　　　　　　　　　　　　　　＃書類の管理

書類の処分

大先輩の家庭医の先生からの助言で
・しばらくすると書類などの時間が必要になる
・シュレッダーがもっと大きくないとすぐに足りなくなる
と言われたのですが、まさにその通り。。。。

 みんなのコメントのサマリ

- 当院はシュレッダーも面倒なので、外部の機密文書リサイクルサービスを導入。業者支給の専用の箱にどんどん入れている。ただしコ

ストはかかる。シュレッダーだと、ホチキス外すなど面倒だし、量が多いと時間もかかるし、事業系ごみなので料金もかかる

 開業後387日　　　　　　　　　　　#経営者　#レセプト
大型連休の前というのに…

ふと気づいたら、休みといっても
1. レセプト/Zoom
2. 休み
3. 日当直
4. Zoom

みたいな感じで、どうも休みという休みは今日だけのようだが、今からレセプトの続きをやらないとと思った瞬間に休みがなくなることに気がつく。。。。

 みんなのコメントのサマリ
●そのようなことがずっと続くのが自営業。だから自分で休みを設定するべき

 セルフコメント
まず休みを決めるって大切ですね～

 開業後391日　　　　　　　　　　　#叱責　#スタッフとの関係
照明の消し忘れを注意すべきかどうか

細かいことをその都度指摘するべきか否か。
電気の消し忘れ、鍵の閉め忘れ、冷暖房の消し忘れなどなど頻回に起こるこれらの「どうでも良いこと（と思われている）」ことをいちいち指摘するべきか否か。
もはや指摘するのも面倒なんですが、言わないとわからないし、はてどうしたもんかと。もはやどうでもいい話といえばそうなんですが、経営者視点で見ると夜中中エアコンつけっぱなしの電気代を払う身としてはどうでも良くはできないわけで…
「いちいちうるせえな」と言う声も聞こえそうで嫌なんですけどね～。言う方も。

みんなのコメントのサマリ

- 事実を言えば良いのでは？「昨日、電気ずっとついていましたよ」と。
- 指摘でダメならみんなに相談という形だと、善良な心を刺激して良い方向に運ぶかも。お金に困ってる状況を話したら、残業を減らしてくれたこともあった
- スイッチ部分に「外出時に切る」というシールを貼っているところもある
- スタッフ出入口に「最終チェックリスト」を貼ってる
- 習慣化するまで言い続けるしかない
- 院長自らが最後に照明やエアコンを消していったり、電話の転送をセットする
- マナー任せではなく明確なルールにして、それができなかったら注意する
- 指摘するときは感情的ではなく淡々と言うだけ
- ルールを厳しくするかどうかは、どういった組織づくりにしたいかによるが、一貫性があったほうがよい
- 以前、雇われ側だった職場で照明の消し忘れを院長から厳しく指摘されたスタッフが、それ以降不信感をもち、結果として退職したことがあって、釣り合って節約のはずが割に合わないと思った経験がある

セルフコメント

なんとなく犯人探しにならないように淡々と言ってはいるのですが、内容は変わりながら頻回に起こるので、はてどうしたものかと思っております。結局自分で最後全て確認しなくちゃいけないのも面倒なんですよね。。

(追記)

多分、私の性格もあるのかなと感じています。自宅でもそうですが結構細かいと自覚しているので。。。気になるんですよねー。かなり我慢して言わないようにはしてますが、一つひとつの許容範囲の違いがあるので、どうやっておおらかな気持ちで我慢するかは自分の課題かなと思います。個人的に「指摘しない」はないと思っているので、緩く指摘はしますが、繰り返されるとちょっとイラッとしてしまう未熟な自分がいま

す。。。。

開業後 398 日　　　　　　　　　　　　　　#事業計画　#経営者

事業計画書をもっと詰めておくべきだった

今振り返ると、事業計画書をもっとしっかりと詰めておく必要があったというのは本音。ベースをコンサルタントさんに作ってもらったのは正直な話で、わかっているつもりがわかっていなかったところもあり、今更ながら詰めの甘さを感じています。

特に借入に対しての来院患者数の割合やスタッフの雇用のコストなど、低く考えすぎると後で大変なので、どこまで余裕を持った計画を立てるかが大切でしょうか。

経営素人としてはやりながら反省して前に進むのみですが、少しでもこれからの先生に参考になればいいかなと。

みんなのコメントのサマリ

- 自分の手元では、厳しい"悲観的"な事業計画を作り、そこからボトムラインを見て必要な融資額を決める。一方、融資してもらうため銀行には、"楽観的"な事業計画を提出するわけだが…
- 銀行は医療機関には比較的融資してくれやすいが、それでも自分が開業するときはかなりしっかりとした計画書を出したものの、額が額だけに融資担当者は不安そうだった。ただ、無謀な事業計画には銀行も融資してくれないはず

セルフコメント

まあ、大手都市銀に挑むこと自体が間違いですが（笑）、最初の1つはほとんど相手にされないような感じで、もう1つは頑張ってくれましたがこちらの条件も厳しかったのでとりあえずパスって感じになりました。

先代からかなり付き合いのあるところでしたが、その銀行出身の大学の後輩からは「まあ、個人は相手にしないですからね」と言われて納得しました（笑）

私は地方銀行に借りましたが、結構頑張ってくれました。ほぼお願い通りでしたが、その後コロナ禍になって小児科で開業した先生は同じ地方

銀行でもかなり厳しくて貸してくれなかったと言ってました。コロナ禍になってからは結構大変みたいですね。。。。

開業後 398 日　　　　　　　　　#予約システム　#待ち時間
予約制での待ち時間が悩ましい

予約時間通りに診れないのは医療機関自身の問題なのか、医療と言うシステムの問題なのか。
直接来院がある時点で無理ですよね〜
合間合間で診ることになるので…
完全来た順のほうがまだわかりやすいか…

 みんなのコメントのサマリ

- 予約制について苦情もあると思う。待ち時間を減らすこと、診療時間を確保することを目的に始めたが、開業以来ずっと悩んでいる
- 当院は、たいてい前日までには予約枠が埋まってることが多く、当日の問い合わせの人には、よほどの急患でない限り午前や午後の時間外に予約を受けている。そのため当日の朝に来院した人には「12時30分に予約とりますので、その頃にいらしてください」と案内している。それで来院してくれるかどうかはその人のニーズ次第。実際はほとんどの人はその時間に来院する。看護師の勤務時間も時間外を想定して設定している
- 完全予約制にして、枠が埋まったらあとは断るというのは応召義務違反にならないか疑問に思う
- 当院では、予約枠に空きがあれば当日の問い合わせはその枠に入れる。枠が埋まると時間外あるいは翌日の予約をとることにしている。急いでいる人は他院に行くことも…
- 限られた時間でいかに質を保つかは課題。予約枠の患者数は、事業計画のなかで借金を返せる診療患者数を参考にしている
- 時間予約の合間に飛び込み順番予約を入れる場合、順番予約が1時間待ちだったら時間予約は30分待ちまでという目標をもって診療しているが、順番予約を待たせると不公平感が生まれ、他院を受診されたことが多発した

●当院は予約なしの来院順で押し通しているが、競合が生まれたり患者背景が変われば、予約制も検討するかも

セルフコメント

例えば美容院。完全に予約制。1時間に1人とか。そこで突然飛び込みで「急いでいるんです。結婚式に行くのに今すぐカットしてください」と言われて、「じゃあお待ちください予約の間に切りますよ」となるかといえば、まあ大抵のパターンはならないでしょう。床屋はむしろ予約というより飛び込み？ですかね。あまり激烈に混んでいる印象はないですが、大抵空いている時間に行くと待っていても1人か2人で待ち時間も1時間程度。許容範囲といえば許容範囲でしょうか。

美容院がそんな中で成立するのは、単価を自由に設定できるのも1つ理由としてはあるのかなと。人件費も通常はカットする人と会計する人も一緒なのでそこまでかからない。そういう意味では利益は出しやすい形でしょうか。

医療機関はどうかと言えば、ミニマムにしたとしてもある程度の装備は必要だし、机と椅子だけでいいかと言えばダメではないが難しいかも。。。。そこはやり方次第ですが。。。

個別の値段も決められないので、結局単価を稼がないといけない。そうなると完全予約は難しいので、間で無理しても直来は受けなくてはいけない。そうなると予約時間もずれる。。。みたいなパターンでしょうか。

■その後

複数の予約方法が混在するのが悩ましい理由かもしれないですが、色々ルールを決めておくのはいいかもしれないですね。

時間予約の間に順番予約を診る形だと、時間予約がきっちり入っている場合延々と順番予約を診ることができず順番で来た人の苦情が気になります。一方その間で診てしまうと大抵初診が多いため時間がかかり、時間予約の人がずれ込むという本末転倒になることが多いですね〜。この辺りは悩ましいです。

「完全時間予約制だから」と直接来院した人を帰すのもなかなか微妙で時間予約と順番予約の並行にしてます。この辺りも少しずつ変えていかないといけないかもしれないですね。

開業後401日　　　　　　　　　　　　　　　#人件費　#適正人員

スタッフの適正人数とは？

人員の適正人数に関しては
少しずつ患者さんも増えてくる中で、スタッフをどの人数まで増やしていくのかやや悩み中。
人件費は大きなウエイトを占めるので最低人数で回すという話もありながら、不測の事態の時にぎりぎりとなる経験もあるのである程度余裕はあってもいい気もしています。
人が増えるなら新たな事業への拡大も考える必要もあると思いますし、可能性は広がると思いますが、はて正解は何か。

みんなのコメントのサマリ
- 開業して15年間ずっとそのことを考えている
- 人出不足に見える時は、まず現場スタッフの声を聴き、工夫とやりくりでやっていけるかどうかを相談し、その上で経営者としての意見を伝えて個別に判断する
- 資金に余裕がないときは、逆に人件費率の数字を見て雇う余裕があるかどうかを判断することも

セルフコメント
人が多くなればそれぞれも楽になりますし、働き方に余裕ができれば、職場雰囲気も良くなるなーとか色々考えです。とはいえ収支の問題もありますし、中々悩ましいですね。

■その後
とにかく不測の事態に新たにスタッフの雇用を考えるのがすごくストレスだったので、必要人数より1人多いくらいで現在は採用しています。そうなると、余裕を持って採用を検討できますし、事業拡大の際に気心知れた仲間と新たな展開を検討できます。有給取得なども今は義務化されていますし、いつでも休める職場は選ばれる職場にもなると思うので、この辺りも人を余裕を持って採用したほうがいい理由になるのではないでしょうか。

開業後415日　　#残業　#仕事の効率化　#勤務医との違い

受付終了後に余裕があるのに残業が多いのは…

うちの場合、診療終了30分前が受付終了と時間の幅をとっているので、さらに受付終了から業務終了まで30分を考えると受付終了から業務終了まで1時間あると言う計算になります。これは近隣クリニックと比べても長いほうですが、それでも頻回に残業が発生するというのは、何処かフローが問題かなと思っています。

患者さんが大抵終わり間際に増えることも原因の一つですが、この辺りをどう分散させるか。仕事の効率化も考えてはいますが、中々いい案がないですねー。次回予約で分散させようとしても、終わり間際を希望したり予約自体を拒否する人もいて、自由に来る代わりにまとめて来院する時間が重なればその分遅くなってしまうのは避けられないかなと若干諦め気味です。

外科処置も最後に来ると必ず時間が押すので、どうするのがいいのかなーと。まあ、最終的には複数医師体制にできればそこも解決できそうですが、こういうのも管理者にならないとあまり考えなかったですね。

みんなのコメントのサマリ
- 姑息的であるが、予約の枠を薄くすることも一つの方法。どうしても夕方は学校や仕事が終わってから来院する人が多いので混むのは避けられない

開業後415日　　#診療報酬制度　#請求漏れ

保険の加算が取れるものがあることを発見

小児抗菌薬適正使用支援加算を取っていなかったことが判明。。。
これ普通みなさん取ってるもの？

みんなのコメントのサマリ
- 小さい加算だが、特に大変なわけでもないので取っている。事務とコミュニケーションをはかっていろいろ確認しているところだが、他にも気が付かずに取り漏らしている加算があるかも…
- 事務スタッフがその加算があることを発見したら、褒めてあげてはどうだろう

セルフコメント
結局自分が取りに行かないと、誰も教えてはくれない世界なのでひょんなことから知って唖然としたりしております。。。。

■その後
今回は事務が提案してくれたので無茶苦茶褒めちぎりました（笑）

 開業後417日　　　　　　　　　　　　＃振り返り　＃院長室
1年たって思うこと

院長室はいるかいらないか
今は診察室の隙間にポールを置いて（簡易ロッカーをつくり）、着替えはレントゲン室でこそこそやってます（笑）
プライバシーがなく落ち着かないと思うとやっぱり部屋はほしい気はします。スタッフにとっては気軽に話しかけられる？という意味ではないほうがいいかな？

 みんなのコメントのサマリ
- 院長室はなくても書類や金庫の置き場は必要
- スタッフが魔がさすことがないよう、立ち入ることに抵抗を感じ、入ると「決まりを破ることになる」ということがわかりやすい場として院長室は必要。人を信じないのではなくセーフティネットに近い感覚
- 他の人と離れて話ができる場所はあったほうがいい
- 院長がくつろげる場所があってもいいのでは
- 院長室は事務作業＋勉強スペース

■その後
　基本あることに越したことはないんですが、予算の都合もあって優先度を考えてとりあえず院長室はなしにしました。
　とりあえず現状はなくても困らないけどあるといいかなくらいですかね〜

 開業後429日　　　　　　　　　　　　＃個別指導　＃地方厚生局
新規個別指導①

ドキドキしながら準備をしていて、改めて何のために医療ってやるのか？ということを感じたり。確かに保険療制度に乗っかってやるからにはそのルールに乗って診療しなければいけないわけですが、実際質を意識して診療をやっていても、それが制度に則った形で表現しないと評価されないという現実。

眼科に行くように勧めたり、禁煙指導したり家族背景に注意したりすることよりも、「塩分6g指導」とか「低血糖発作が生じたときはブドウ糖内服。手が届くところに置くように指導」なんてことが毎回の外来のカルテに書いてあることを評価するとか一体どういう意味があるのだろうか。。。

評価のためにカルテに書く時間の分もっと患者にできることが増えるのに、そういう部分に気を取られるのって嫌だなーなんて今更思ったり。こういう人は保険医療をやっちゃダメなんでしょうねー（笑）

テンプレにすれば、毎回同じ指導はおかしいとかイタチごっこな世界。とはいえ、質の高い医療を提供するために必要なことが、実際の指導と直結するといいのになーと思う次第です。もはや、「あれもこれも（相手が欲しがっている内容が）書いていない」という事実がよくわかった上で乗り込むのも何だか気が引けていますが、どういうご助言をいただけるか真摯に伺ってこようかと思います（笑）

 みんなのコメントのサマリ
- 意外と同じ指導内容を記載しても大丈夫のようだ。その指導が必要だったということらしい。むしろ在宅医療で同意書漏れがあると、（返戻が）かなり大きくなるので気をつけたほうがいい
- 新規では返還まで求められるのはわずかで、悪質と目をつけられると後になって響く

 セルフコメント
今回ちょうど事務が退職してバタバタな時期なので、色々な意味でやばいなーと感じています（汗）そもそも記載漏れも多くて言い訳が思いつかないです。

開業後 429 日　　　　　　　　　　＃個別指導　＃地方厚生局

新規個別指導②

終了しました。色々コメントいただいた先生方ありがとうございました。
こういう場面で詳細を書くのもどうかと思いますので、ひかえさせていただきますが、「なるほど」と思うこともあり「いやいや。。。」と思うこともあり、それでも一貫して「なるほど。申し訳ございません」で押し通しました。
トラブルもあり、冷や汗の連続でしたがとりあえず結果は神のみぞ知るで大人しくしてようと思います。
ここ数ヵ月この準備に膨大な時間を割き、学会も心から楽しめたわけではないので、内容的にもスッキリはしてませんがとりあえずホッとしました。。。
さすがに疲れましたねー
直前でびっくりハプニングもあり、こんなときに何で。。。とも思いましたがそれはそれで緊張もほぐれて良かったです（何のことだかわかりませんよねー）
とりあえず皆様色々ありがとうございました！
（追記）
結論としては、毎日のカルテ記載をしっかり続けることが大切です。

開業後445日　　　#在宅医療　#勤務医との違い
在宅医療のシステムがわかってなかった

さて、在宅を始めようと考えたときに、単純にシステムがよくわかっていないことに改めて気づきました。
同意書とかいるの？
算定は？
支払いどうする？
診療報酬も何が取れるか？
24時間はとりあえずはいけないけど、その場合どうなるの？
などなど、在宅ある程度やってきても報酬やシステムは事務や看護師任せだったので、こんなもんです…
こういうの意外と（どこにも）書いてないんですよね〜
とりあえず、まずは往診という流れを少しずつ勉強しながら進めようかと考え中。

みんなのコメントのサマリ
- 訪問診療するなら同意書がいる。在総をもらうときはさらに計画書が必要。在支診なし（在宅療養支援診療所、24時間非対応）＜在支診あり（在宅医学総合管理科、24時間対応）＜機能強化在支診＜機能強化在支診（病床あり）の順に在総の点数が高くなる
- 患者さんの支払いは手数料がかかっても口座引き落としにするか窓口払いにしてもらうほうがよい。患者さん宅での金銭のやり取りは何かと面倒

開業後 447 日　　　　　　　　#時間外診療　#患者対応

時間外の受診要望は受け入れる？

・受付終了時間で電話対応は終了。この時点で受付も基本終了
事前予約のような「あと○分で行きます」も基本はなし
・診療時間内までは、飛び込みで直接受診の場合は、受け入れ可
まあ、じゃあ電話しないで直接来たほうがいいじゃんといえばそうですが（笑）
職員も対応に困ると思いますのでこんな感じが基本ですかね〜
web予約して受付終了しても来ないという人もいますので、この辺りはある程度線引くのは大切なんでしょうね。

みんなのコメントのサマリ
- 昔の開業医で、夜遅くまで一人残って診療して、受付から会計まで一人でこなし、時間外でも割とゆるい感じで診ている医師がいたが、今のご時勢、リスク管理からもできないだろう
- 当院の院長は、「患者さんのため」と「スタッフのため」との間でよく悩んでいる

セルフコメント
地域に住んでいると完全に割り切ることはできないと思ってますけど、時間を超えても夜中までいつでもどうぞーっていう形は個人的には無理です（笑）
（追記）
医者の働き方と地域との関係性って面白いかもしれないですね〜。よく近接性の話と合わせて出ることもあると思いますが、どのくらいのグ

レーの幅を持たせるのかという辺りは、皆さんが地域でどうやっているのか興味深いです。シンポジウムとか面白そう（笑）

開業後447日　　　　　　　　　　　　　　　　＃診療時間
「今日は疲れたから早めにおしまい」

先日近所の子供が通う床屋が、時間内だけど既に店じまいをしていて、まだ営業時間内だったので「髪切りに来たんですけど」と子供が伝えたらおばちゃん店主が「もう、今日は疲れたから早めにおしまい！」って言って扉閉められたそうです（笑）
このくらいの双方向性が許されるのなら医療もある意味面白い気もしますけどね。

開業後448日　　　　　　　　　　　　＃自費　＃診断書
自費の設定って難しい

なんかうちの健診安いなーと思ったら、診断書代別に設定していて取り忘れていたことに今気づく…
自費設定って正解がないので結構大変な気がします。

 みんなのコメントのサマリ
　●"医師頭"って文書料・診察料とか意識せず診療内容に特化した思考
　　だと思う。"院長頭"に切り替わるまでの経験値

 セルフコメント
この辺りあまり皆さん公表してないので、平均がよくわからないんですよね…個別指導で、健診や予防接種に初診料を含めることを知って今さらながらその仕組みを学びました。この辺り開業時にバタバタするので、結構行き当たりばったりになるところですね。
（追記）
結構高い設定だなーと思ってたら、単に物品コストだけじゃなくて、診察代や文書代も入っていたと考えるとなるほどと思います。

開業後 459 日　　　　　　　　　　　　　　　　　＃残業　＃人事考課
残業問題は難しい

残業問題は本当に難しい。
一生懸命やってもらえることを評価したいし、一方で残業を意識的に減らそうと意識を向けてくれる労働者はぶっちゃけいないので、管理者側と意識の相違は生じやすい。
"つれ"残業とか本来ありえないはずですけど中々…（汗）
スタッフとの関係のためにどこまで言うか言わないか…
やっぱり事務長ほしい…

開業後 466 日　　　　　　　　　　　　　　　　　　　　＃医薬品卸
卸からワクチンが入ってこない…

卸いわく「既存先が優先」というのは、「大量の注文先が優先」ということらしい。そうなると、小さなクリニックにはいつまで経っても物品が入ってこないってことか。。。
もうこの卸との付き合いはやめるか。。。。

みんなのコメントのサマリ
- 当院では卸は3社取り引きがあり、同様のことがあったが、それぞれ"良いとこ取り"と割り切って取り引きしている
- "大量"の意味がわからないが、営業担当によっても違い、シーズンになると近づいてくるところとそうでないところがある
- 院長のニーズに応えてくれなければ取り引きは縮小になる。交渉相手によってうまく取り引きできると思わせるようでは良くない。担当者が変われば、入荷しやすくなることもあった

セルフコメント
なんか言い方が普段の付き合いを無にする感じで若干悲しくなりまして…
こういうのって、交渉術とか色々あるんでしょうが、苦手です。。。

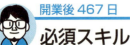

開業後467日　　　　　　　　　＃スキル　＃パソコン

必須スキル

学生時代に身につけておいたほうが良いもの
ブラインドタッチ。
かなり損している気がする。
ちなみにフリックもできないので、子供に馬鹿にされます。
むっちゃ指早いけど（笑）
多分誤字が多い理由はこれだな…

開業後484日　　　　　　　　　＃留守番電話　＃休診日

連休中の留守電

今日からお盆休みですが、スタッフが忘れ物を取りに行ったら留守電がすでに18件…
連休明けが恐ろしい…

　みんなのコメントのサマリ

- ●普通の企業であれば営業時間外に留守電に残すことができない
- ●自動音声付の留守電はよい。値段も手頃なのでランニングコストを考えると損しないと思う
- ●コロナのせいで当院では開院30分間は電話が鳴りっぱなしになるので、留守電応答機能で受け入れ条件を伝えて切れるようにして、30分後から電話をとるようにしている
- ●ホームページのお知らせ情報を見てない人が電話を掛けてくるんだと思う。ホームページからの発信は重要

　セルフコメント

（現在検討中のシステムは）発熱外来の予約は1番を、予防接種の予約は2番を。。。」みたいな案内とセットのものです。発熱外来が予約一杯になるとそのまま発熱外来につながっても「本日の予約は全て埋まりました」となって電話がつながらないシステムで、スタッフの電話対応に張り付かなくてはいけない状況は回避できそうで導入を少し悩んでいます。。。

HPは予算などの関係もあって後手に回ったのですが、自分でリアルタイムに変更ができないのでちょっと厳しいなと思っています。お知らせページから別のHPに飛ばすようにして、そこは変更できますがやっぱり1クリック手間なので微妙なところですよね。しょうがないですがここは変更検討中です。自動音声はその後の展開も考えて検討していますがランニングコストなども考えると色々悩み中です。

開業後 490 日　　　　　　　　　#院内広報誌　#広報戦略

院内ニュースは必要ある？

院内ニュースのような発信って皆さんやられてるんでしょうか？以前の職場は一定の層に絞ってやってましたが。
今時ならSNSを活用するのだと思いますが、あまりやってるとこない気もしまして。あまり広くというよりかかりつけや受診者向けの発信のイメージですが、セミクローズみたいな感じですかね。
医療機関は宣伝もしづらい業種だと思いますがどうでしょう？

みんなのコメントのサマリ

- 紙媒体はマーケティング的にも患者教育的にも結構効果的。外来で暇な時間に作成。院内広報誌なので「こんな人来てください」とか広告のようなものも載せられる
- 当院では100部しか印刷しないが、あっという間になくなる
- ホームページのブログで代用してみては？ 紙媒体だと印刷やレイアウトしている時間が取られるから。昨年発信したブログ内容が自然検索で結構読まれている。ブログは資産として残る
- 紙媒体は、手元に持っていて何かあったときに頼りになる「名刺効果」
- ブログはオープンだが思ったほどは読まれておらず、読みたい人が読むので届けたい人に届いていると思う
- 高齢者は紙情報を隅から隅まで読む。特にスタッフ個人の顔が見える内容が効果がある。似顔絵付きが好まれる
- 当院では、職務時間内に多職種チームにて担当者構成。新入職員の自己紹介も取り上げる

セルフコメント
メルマガや LINE 公式アカウントなどのメディアもあるなと思いつつ、IT から外れた層をどうやって見捨てず拾うかを考えたら田舎だからこそ紙かなーなんて考えています。中々作る時間がなくなってますが…

開業後 493 日　　　　　　　　　　　　　#グループ診療
同僚医師は何科がよいか

一緒に働くなら、形成外科や皮膚科の先生がいいなーと妄想中。

 みんなのコメントのサマリ
- 当院で働く身内の医師が皮膚科なので助かってる
- 耳鼻咽喉科の医師だったら上気道疾患診てくれるのでありがたい

 セルフコメント
もちろん救急や家庭医の先生や小児科の先生も一緒にやると勉強にもなるしやりやすいんですが、現場での悩みが皮膚科や怪我がらみが多いので、一緒に勉強させてもらいたいなという野望が…
うちの経営状況も考えながらなので中々難しいんですが、少しずつ仲間は増やしていきたいですね。

開業後 494 日　　　　　　　　　#予約システム　#待ち時間
予約なしで来院される患者さん

今一番お待たせするパターンは直接来院の方。
朝から苦情をいただきましたが、もはや物理的に不可能なのでご理解いただきたいのですけど中々…

 みんなのコメントのサマリ
- 予約優先は数の把握はできるが、初診の満足度が下がるので、優先順を上げてもいいかも
- 自分が受診する耳鼻咽喉科は直接来院不可、100％予約制。ふらっと発熱で初診で来院されても次の受診につながらないので、発熱患者は朝一からは診ないと決めるのもありかも

開業401日〜600日まで

セルフコメント
時間予約・発熱予約・web 予約が優先されるので、直接来院はどうしてもお待たせするんですよね。

開業後 501 日 　　　　　　　　　　　　＃ワークシェア　＃院長権限
院長の権限移譲

権限移譲は重要ですが、どこまで我慢できるかですかね…

みんなのコメントのサマリ
- 権限移譲というより役割分担と考えるほうが楽
- いったん分権にしても戻らないわけではないので、とりあえず trial and error してみては？

開業後 504 日 　　　　　　　　　　　＃スタッフとの関係　＃経営者
スタッフと院長の関係は？

ふと思った部分ですが、開業医（院長）にとってスタッフは部下なのか？そうでなければどういう関係か？
完全にフラットな関係と言えるのか？なんて辺り気になったりして。
どうでしょうね。

みんなのコメントのサマリ
- 管理者とチームリーダーに加えて雇用主になるからね
- スタッフ一人ひとりも院長に対する捉え方が違うだろうな
- どうしても上下関係ができる。そこで、いかに心理的安全性を育めるか…

セルフコメント
雇用関係になる時点で、これは避けられない問題。確かに心理的安全性という感覚は大切ですよね。難しいですが…。

開業後 510 日 　　　　　　　　　　　　＃非常勤スタッフ　＃扶養家族
非常勤スタッフの扶養家族問題

最近思うこと。
経営者的には、非常勤職員を雇うときできれば非常事態や不足の事態に柔軟にその穴を埋めてもらえるとありがたいと期待します。大抵採用面接時は「問題ないです」と回答される方がほとんどです。
とはいえ、実際は扶養の制限時間がネックになり、むしろ調整で休む必要が出て、その穴埋めを考えなくてはいけなくなるほうが現実かなと。逆にその分余裕を持ったシフトにすると、ギリギリまで働きたい希望と合わないという事態になり、うまく合意形成ができないこともちらほら。結構扶養の範囲内の非常勤職員って難しいなというのは経営者側の本音です。

みんなのコメントのサマリ
- 常勤であれば社会保険料等で組織にとって大きな負担となるが、不測の事態には対応しやすい
- 経営安定すれば余力は生まれる？

開業後511日　　　#医薬品卸
医療材料の販売単位

開業医あるあるですが、先日酸素マスクを1個使用しましたが、注文数が10個単位。。。
1年で1個消費なので10年分ってことか。。。分割できないようで、なかなかコスパ悪いといえどもなしにはできないので悩ましい。。。

　（追記）
　　卸によっては個別販売をしてくれるところもあるので、そのようなサービスを利用するのもありかなと。

開業後516日　　　#非常勤スタッフ　#賞与
非常勤スタッフの賞与問題

出せば扶養に影響するので難しいですし、出さなければ常勤より評価されてないなんて話になることもあって、じゃあどこが落とし所なんだ？と微妙な落とし所を探す感じになりますが、何が正解ですかね？

みんなのコメントのサマリ
- 全員を年棒制とする…
- 当院では寸志として1～2万円渡している
- （非常勤として働いた経験で）「餅代」というのをもらった。中身はさびしいが風情はある
- 商品券もお金として扱われるので現金にしている
- 当院では、夏冬の賞与は自動的に算出するが、とりあえずプールしておき、扶養扱いとなるギリギリの額で年末に出す。余剰金は研修などの費用として渡す

セルフコメント
結局年末での調整が必要になるので、まとめて年末にするか春先をどうするかというのも悩みます。結局春先に出すとこれまた扶養が絡んでくるので。。。ただモチベーションとしては少しでも出した方がいいんでしょうね？

開業後517日 　　　　　　　　　#1on1　#ハラスメント
1on1は危険な気が…

最近は色々な意味で1on1は危険な気がしてオープンの場で話を聞くようにしている。

みんなのコメントのサマリ
- オープンだが他者には声が聞こえないスペースが絶妙な場所といえる

セルフコメント
微妙に開けてるドアを完全に閉じようとされると、こっちも困ります（笑）

開業後518日 　　#広報戦略　#セールスポイント　#ストラテジー
クリニックの「売り」をキーワードで表すと…

クリニックの売りはなんですか？
なんて聞かれました。

なんでも患者さんが検索する際に、引っ掛けやすくするのに大切なんだとか。予防医療とかですかね。。？なんて答えたら、そういう抽象的じゃなくて、もっと具体的な感じでと言われたんですが、うまく答えられず。。。　最後は風邪って話でとりあえず済ましましたが、何て答えるのが正解かいまだによくわからんです。

患者さんが困ったときに家庭医にたどり着くためのキーワードって何でしょうねー

みんなのコメントのサマリ
- 医療機関検索サイトでキーワードを無料登録するとき、対応可能な疾患・症状をたくさんあげたら、ネットで検索してきたという患者さんが増えたことがあった
- 病院検索サイト用のキーワードでは抽象的ではなく「乳児検診」「BCG」など具体的なワードをあげるしかない
- 売りとは他院との差別化だが、家庭医の最大の売りは「家から近い」ということ
- 病院の総合診療科外来にいるが、「何でも困ったときはすぐに来てくれたら解決しますよ」と伝えている

セルフコメント
ある意味全てであって、１つじゃないんですよね。何か疾患１つについて語ってくださいと言われて困りました。。。。

家庭医のマーケティング戦略って臓器別専門医の開業形態とはやっぱり異なる気がします。ただ客観的に考えて患者さんから見るとやっぱりわかりづらいというのは残るんですよね……

■その後
　最近の初診で転院してくる方は大抵「今行っているところより近いから」と言う人ばかりですね。

　うちは頭痛専門だからとか、うちは心臓専門だからとかなら遠くからでも検索して来院するでしょうが、家庭医の場合診療圏を超えてわざわざ受診するということ自体まずはないですよね…そういう意味ではマーケティングのやり方自体がそもそも異なりそうですね。

　なんか家の近所の定食屋に何が売りか？を聞かれている話とおんなじ気がしてきました。

ただ、そこを「売り」としてどう伝えるかというのが、なかなか難しいんですよね。。。どうしても「疾患概念」の切り口から検索される傾向があるので。
　最近は、「かかりつけ医」がほしいという希望で来院される人が増えています。

開業後 523 日　　　　　　　　　　　　　#患者トラブル　#一見患者
受付で他院との違いを言ってくる人

「私のかかりつけのところでは〇〇のようにしている。」と受付でちくりと一言。。。
こういうパターンは一見様の初診・ワクチンの方が多い印象ですが、せっかく来ていただいたのに、普段のかかりつけでの対応と違い嫌な思いをされたのか、はたまた今回はなぜそちらに行かずにこちらにいらしたのか、モヤモヤとしつつ、うちにできることをやっていくしかないなーと改めて考えさせられました。
「すべての人と仲良くはできない」って結構鉄則だったりするのかなと。
一方で、「先日は命を救われました」とわざわざお礼を言いに来ていただいた人や、「昔のように何でも相談していいと思って来ました」と父を懐かしみながら来院してくれた人など、なんとなく捨てる神あれば拾う神ある的な毎日です。
自分のスタイルに合う合わないはやはりいると思うので、この辺りはある程度割り切って楽しくやっていければなーと思っております。
毎日色々ドラマがありますねー

みんなのコメントのサマリ
● 開業当初は、医師も患者さんも「合う」、「合わない」をさぐる。そのうちに「合う」患者さんが残るから楽になる
● 何か一言、言っておきたいみたいな患者さんは結構いる

開業後 523 日　　　　　　　　　#スタッフとの関係　#ハラスメント
スタッフからの逆パワハラ

だまって色々話を聞きながら、いわゆるパワハラって上司（雇用主）→部下（雇

用者）の矢印だけじゃなくて、逆パターンもあるよねーと。
なかなか色々難しい。。。

 みんなのコメントのサマリ

- 不満や陰口の多いスタッフは一人でもいると周囲に悪影響を与えるのでとても困る。そういう人にはきっぱり辞めてもらうと日頃から言っている。はじめのうちはウェットに対処していたが、現場がどうにもならなくなりドライに対処するようにしたらうまくいった
- 「辞めます」と言われたり、患者さんと対立したとき「スタッフを守るのが院長の仕事でしょ？」と言われたりすると、辞められては困るものの「辞めてくれ」と思うことも多い
- うまく対処するのが本当の管理者なんだろうが、なかなかうまくいかない
- 私も今日同じことを体験して「自分も小さい男だな」と落ち込んだ

 セルフコメント

その人にとっての一人ですが、自分から見たら何人ものスタッフがいるので、一人ひとりと対応しながら言いたいことばかり言われていると中々もたないなーと感じることもしばしばあります。

私も良かれと思ってかなり気をつかってやってましたが、はっきり言って仕事と割り切ってドライにやるほうがお互いうまく行くときのほうが多い気がします。

いやー、疲れてるとさらにボディにきますよね（汗）なんでここまで言われるんだと思うことや、正直今は勘弁してくれということも多々あります。

 開業後 524 日　　　　　　　　　　#在宅医療　#ストラテジー

在宅医療は部門として分離すべきか

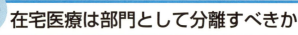

在宅部門はあえて切り離して独立させるのがいいのか？と妄想中。
単にスペースの問題もあるんですが、どうなんですかね？

 みんなのコメントのサマリ

- グループ診療であれば在宅チームがクリニックに戻ってきて外来を手伝ったり、空き時間を最小化しながら効率的に動けるという良い

側面もある
- 受付・待合がないと、他の事業所のスタッフが入ってきやすい。受付で呼んで出て来てもらうのはバリアがあるようだ
- 外来併設の訪問クリニックを作るなら医療福祉関係者用の入り口も設けて、外から中が見えるようにしたら良いかも
- 組織として分離するのは、自分ではあまり診療に関わらずに管理者として立つ形にしないと難しいように思う

セルフコメント
言語化しづらいんですが、在宅って外来からシームレスでつながる魅力もありますが、働き方や経営という意味では全く別の要素もあるので、組織としては分けたほうがむしろスムーズかなと直感的に思ったのが理由の1つです。算定も全然違いますし、これ1つにするの結構きついなと。

自分で言っていての思いつきですが、1つの空間に外来メインのクリニックと在宅関連の施設とそれらをつなぐような人が集まる空間などがあるような複合施設のような形が作れると、良さそうだなと。あそこに行けばなんとかなる。あそこでとりあえず相談してみようという流れを作れればいいなと。

開業後 526 日　　#自己診療　#院長の健康管理

自己診療

しかし、医師になってから自分の体を相談できるかかりつけって実はいないことに気がついた。。。。
結構自分で適当にやってしまう傾向があるので、これじゃダメなんでしょうね〜・・・

みんなのコメントのサマリ
- 私は同じ診療所のパート医師にお願いしている

セルフコメント
もはやちょっとした処方すら難しいですからね。。。。今も外勤続けてますがそこで相談しながら色々診てもらうことはありますが、自分が診てもらいたいかかりつけ医となると意外といないもんですね（笑）

開業後 543 日　　　　　　　　#理念　#ビジョン　#クレド

理念やクレドは作るべき？

大体企業理念とかビジョンとか、作ったほうがいいが、作ったものを実行する側はそれを理解して心から実行しようと思う人がどのくらいいるのか？という話。

みんなのコメントのサマリ
- "理念"は額に入れて飾っておくだけでは無意味。唱和させても無理。まずリーダーが実行して見せないと
- 組織のミッションステートメントは組織のメンバー全員で作るのがいいという
- 雇用されている側からすると経営者の理念がしっかりと言語化されていることは貴重。共感するかどうかは別としても働きやすい

セルフコメント
働く人は人それぞれの事情があって、そんなに崇高なことを求めているわけではなくて、もっと世俗的な俗っぽさが働く理由だったりするのでは。と考えると、そんなに理想を追求することなく目の前の課題をクリアしていくくらいの気持ちのほうがよっぽど楽な気がする今日この頃。実はクレドも作ったり、色々やってもいますが、温度差は否めないですよね。ビジョナリーカンパニーじゃないですが、やっぱり誰を列車に乗せるかが大切だなと。実はこれが一番難しい。。。。

開業後 546 日　　　　#24時間対応　#在宅医療　#一人診療所

一人で365日24時間対応は難しそう

経験した上での話ですが、どうしても一人で365日24時間いつ呼ばれるかわからない在宅をやるというのが自分の中では難しいんですよね。
やるならやはりチームで普通に休むときは休みたい。
そういう形が当たり前にしないと、これからの在宅に未来はないと思うので。若い世代がやりたくなる形を作らないといけないなと。

みんなのコメントのサマリ
- 看護師を教育して戦力になってもらって休みを確保している院長も

おられるとか
- 責任感が強いとしんどいときもある
- 年に3回ほど協力者に非常勤でオンコールを代わってもらうと、こころの安寧が得られると思う
- （勤務医の立場で）私は夜や週末の宅直、待機番を院長の代わりにやっている。院長は休めるし自分は仕事を得られるのでお互いに都合がよい

セルフコメント

「そんなに呼ばれることはない」、「訪問看護師さんで大抵解決できることが多いのでそこまで医者が呼ばれることがない」という辺りは、以前診療所勤務の際もよく言われてましたが、結局正月に埼玉まで帰って5分で川崎まで戻ったこともありますし。夏休みに電話で呼び出されたり正月早々訪問行ったりした経験もあるので、正直365日私は心が休まらなかったというのが本音でしょうか。
これずっとはきついな？という想いが常にあったので、やっぱり性格的に割り切ることは難しいですねー。

（追記）

多分最初は「夜は無理。夜何かあれば救急車か病院に行ってください」とか、「昼もすぐには行けない。待てれば待って外来が終わり次第行きます」くらいなスタンスで割り切れるならアリだと思いますが、私自身性格的に難しいんですよね。。。。
とはいえ、必要に迫られることもありますし訪問は家庭医にとって必要不可欠なことだと思うので、個人努力に頼らないシステムを考えていきたいと思いますが、なかなか難しい。。。
なので最近流行りの夜の訪問外注とかは、個人的にはありだと思っています。無理して急に終わるくらいなら、細々長く続くほうが良い気はします。

開業後555日　　　　　　　　　　　　　　#開業医のイメージ

開業医は好きなことできる！？

「開業して好きなことできていいでしょ！？」と言われますが、開業した今が

一番ある意味自分を押し殺しながら気を使っている気がします（笑）
そんなに簡単に自由にできるもんでもないです（笑）

 みんなのコメントのサマリ
- 「儲かっていいですね」とも
- イスは好きなものを選べても方針は（好きに選べない）
- 経営者と従業員は似て非なるもの

開業後 559 日　　　　　　　　　　　#クリニックの間取り

診察室の広さについて

一般のクリニックに比べて広いと言われますが、家庭医は家族単位で患者さんを診ることが多いので、時に両親・子供合わせて5人なんて普通なので、広いスペースを取ることは結構ポイントな気はします。もちろん車椅子などで入る方や双子用のベビーカーも入れるように入り口も広めに設定しています。
そのままベビーカーも入れるように靴は脱がないで入れる形です。

開業後 559 日　　　　　　　　　　　#ミーティング

ミーティングの意義について

ミーティングの意味を再度検討中。意思決定を考えると正直現状トップダウンなので、スタッフと相談しながら最終的に決めることはあまりないことを考えると、ミーティング自体は決定機関ではなくなるので、時間取るだけあまり意味がなくなる気がしています。
そうなると、勉強会などの時間に充てるかどうかになりますが、ビジョンやミッションの共有や勉強会とかって、実はかなりのモチベーションが高い組織でスタッフニーズが高い場合に効果を発揮するもので、普通の労働として勤務する多くのスタッフはそこまでこの辺りのニーズは高くなく、むしろマイナスに働く場合もある気がしています。
あまり理想を高らかに掲げたり、本に書いていあるようなことを強要するような形は理想的ではないんですよね。現実はとなると、ミーティングをする意味は何か？は結構奥が深い気がしています。

開業401日〜600日まで

今はむしろやらないほうがいいかなーなんていう辺りが結論になりつつあります。

みんなのコメントのサマリ
●当院では一度ミーティングしたところ心折れたことがあって止めたが、このままではいけないと考え直して再開した

セルフコメント
単なる個人の不平不満を言う場にならないように、やる意味を考えないといけないかなと。
お金も時間もかけてやる意味があるのか？という辺りも関係するので。

開業後 559 日　　　　　　　　　　＃予約システム　＃待ち時間
web 予約の待ち時間

待ち時間問題が中々難しい。
web の順番予約であと数人という案内が来たので来院しても、時間予約がより優先なのでその間に何人も入っている場合が多い。
今だと慢性疾患に予防接種、発熱などがすでに時間で予約されるので、それ以外に直接来院と web 予約が混在しているともはやいくら直接来院より優先といっても全然呼ぶことができない。むしろ web の方が早いと感じてしまう分苦情につながる気も。
もはや予約なしで毎日 3 時間待ちですと言ったほうが良い気すらしてきた(笑)

みんなのコメントのサマリ
●電子カルテの予約枠と連動したネット予約システムがないときつい

セルフコメント
予約は完全に予約システムに依存しています。チャンネルが多すぎるのも問題なんですよね。

開業後 561 日　　　　　　　　　　＃予 1 on 1　＃診療外業務
1 on 1 をやるにしても…

1 on 1 をやるにしても、業務時間は完全に臨床で一杯一杯なので時間は取

れない。時間外は残業にもなるしニーズはないと考えると、プレイングマネジャーの間はこの辺り実は時間確保の面でも難しいという結論が出てくる。事務長的な立ち位置は結構組織マネジメントの点では重要な気はしてきています。

開業後 563 日　　　　　　　　　#口コミ評価　# SNS 対策

ネットの口コミの評価って

SNS の書き込みは見たくないのに書き込みがあるとメールがくるのでつい見てしまう。
個人情報もあるので詳細は書きませんが、「それってあなたのわがままでしょ」という書き込みにどうしたもんかとモヤモヤします。
しかもルール破ってこっちが悪いみたいな書き込みってなんだかなーと。
ここは反論すべきが、グッと堪えるべきか悩みながら、おかしな所は反論しておきました。いいか悪いかはわかりませんが、他でも文句ばかり書き込んでいるようなので、まあそういう人なんでしょうが。。。
このまま（コロナが）8 波に突入したら、擦り切れる中でもはや無理して診る意味がなくなるというか。。。
医療者の心を折るのってこういうことだよねーと思う今日この頃です。

■その後
　口コミの低評価は待ち時間や電話がつながらないなど混雑してきていることへの低評価な気がしています。増患はできているので、次のステップと前向きに考えてみたいなと。

開業後 566 日　　　　　　　　　#院長の指示　#スタッフとの関係

スタッフに院長の決断を理解してもらうには

管理者になって何か決断するとき、選ぶときにはそれなりの理由があることをわかってほしいなと思っています。
その環境・決断に一喜一憂するのではなく、なぜそうなったのか、そこでダメな部分は反省すれば良いし、いい部分は伸ばせばいい。ただ漠然と不満ばかり言っているだけじゃ成長はできない。

あるスポーツのメンバー選定に悩む監督の話を聞きながら、自分の今の立場とスタッフを考えて思ったりしております。

 みんなのコメントのサマリ
- わかってもらえなくてもいい。そのほうが気が楽だし、責任は自分が取るわけだから
- 事前にスタッフに形だけでも相談すると不満はやわらぐと思う。それにスタッフも自分が必要とされていると感じてくれるのでは
- 決断の背景に院長の理由や信念があればいいと思う。不満を持って辞めていくスタッフは組織の理念に合わないということ
- スタッフから不満が出てきたときスタッフに気をつかいすぎて院長がいい顔しそうになるところだが、不満を受け止めつつ「どうすれば患者のためになるかなあ」と独り言のように投げかける。院長として何も考えずにその時の気分やミーティングで声が大きい人の意見で決めてしまってスタッフの信頼を損ねた経験から言える

 セルフコメント
多分不満のある人がいない職場ってないんですよ（笑）。そこでどうやって考えて成長していくかって話だと思います。大人の学びの難しさってまた別にあるなーなんて思います。

■ **その後**
　やはり辞めてもらっては困ると思うことも多いので気を使いすぎたり、勢いに負けそうになって本来の理念とずれそうになったりすることもありますがなんとか踏みとどまっています。毅然とした態度で対応するのも大切だと思いますし、感情的にならないようにするのも大切ですよね。あまりビジョンやミッションを語りすぎないのも大切ですが、この辺りのバランスが難しいですよね。

 開業後572日　　　　　　　　　　　＃経営者　＃院長の健康管理

院長は休めない…

基本的にソロクリニックは、「医師は休まない」になってしまう辺りがどうしても不安定要因の一つになってしまう気がします。健康第一。

みんなのコメントのサマリ
- 先代院長の父は強かった。長生きではなかったが…
- 自分が倒れないのを前提にシステムが回っている
- 私がソロでの開業を躊躇する一番の理由がこれ
- 当院は好きなときに休んでいる
- 私は子ども発表会のとき休んでいる

 セルフコメント
休めないって結構たいへん。病院にも行けない…

■その後
　クリニックの都合で休みとした場合、給与の60％保証しないといけないので休診にする勇気がない。

 開業後572日　　　　　　　　　　　　　　＃退職者　＃地域住民
退職したスタッフが受診してくれた

退職したスタッフが、家族を連れてインフルエンザの予防接種に来てくれました。
これはこれでなんとも嬉しい感じ。。。

 開業後573日　　　　　　　　　　　　　　＃経営者　＃経営理論
経営の理論と現実

現場での経験を言語化したくて経営や組織運営の勉強をしていますが、本で読む理想的なフレームワークや理論と現実が合わなくて、実際の現状に合わせて毎日手を変え品を変えているような状況です（←イマココ）。理想論だけで現実を知らないのもダメですし、勘だけで突っ走るのもダメだと思いますが、この辺のバランス感覚なんでしょうね。

 みんなのコメントのサマリ
- 経験が豊富であれば理論は補完するようにチェックリスト的に使うとよい

 セルフコメント（追記）
中々理論先行だとうまくいかないこともありますが、経験とうまく合わ

せていければと思います。

開業後 580 日　　　　　　　　　　　　＃雇用　＃育児世代
子育て世代のスタッフの雇用

管理者あるあるですが、やっぱりなんだかんだ言って子育て世代を雇用することは、基本「休む」ことが念頭にあるということ。行事関係や体調関係が主となりますが、休むことを念頭にその部分をどうやって埋めるかを考えなくてはいけない。そうなると通常よりも多めの雇用でカバーするか、そこはーとは考えず子育て世代以外の世代をベースにあくまでも補助として考えていくか。

自分自身がなんとなく「休まない」を念頭に働いてきたので、ここは頭の切り替えで、いかに「休みやすい職場をつくるか」と、「経営的に安定させるか」を両立するのが肝になるのかなと。

この辺りのバランスを考えて雇用や採用ってどうしても考えざるをえなくなります。

みんなのコメントのサマリ
- 小さい職場ほど1人の急な欠勤のダメージが大きいのはどうしようもない
- 当院ではフルで働けない人が多いが、子育てなどの事情で休んでも他の非常勤が代わりに働いてくれる。全部できなくてちょっとならできる仕事でも、複数いると結局みんなが融通し合ってうまくいく

セルフコメント
採用時はみんな「定期的に結構休みます」とは言わないので（笑）ある程度バックグラウンドを見ながらこちら側の覚悟も必要ですよね。1人の休みの急なダメージは管理者やらないとわからないところ。

開業後 581 日　　　　　＃MSW　＃医療相談　＃ワークシェア
クリニックにはMSWが必要

外勤先の地域連携のMSWの役割を見ていると、クリニックにもいたらい

いなーって切実に感じます。特に高齢者福祉や在宅に絡むと必須だろうなと。

みんなのコメントのサマリ
- 複数のクリニックで一人のMSWを雇えるといいのかも
- 一例として退院カンファに代わりに出席してもらうと「退院時協働指導料」が取れる。ただし居宅のケアマネを兼任しないと収入としては厳しい
- 当院も生活困難事案が多いのでMSWが必要だが、経営的には厳しく看護職・事務職みんなで対応している
- 当クリニックには常勤のMSWがいて、入退院支援・ケアマネとの協力・成年後見人制度をはじめとした患者／家族の支援・行政との協力などなくてはならない存在。医療者だけだと知ったかぶりばかりだなと思うことも多い。コスト面では、①在宅医療全体の収入から考えること②タスクシフトできるものを明確にすることが重要。医師が抱えているタスクを手放したほうがより質が高くなる。それによってクリニック全体の評価が高まれば当然収入も増える
- 管理者がMSWの特性をわかってなくて関係がうまくいかなかった例を知っているが、正しいMSWとの付き合い方について医師も知っておくべき

セルフコメント
在宅になりそうな人の調整や入院した人の退院後の調整とか、新規訪問の調整などなどですかねー。他にも可能性はいろいろありそうな気はします。

■その後

　地域でMSWを一緒に雇ったりするといいかもしれないですねー。多分給与としては医療事務プラスα程度になる気はします。

　「点数を稼げる」かどうかの議論って、最近になってわかるようになってきました。そこは点数稼ぐ人がそこに集中できるようにするために、タスクシフトすることで解決できることが多いなと感じています。自分も今どこまでの範囲を手放していくかが課題の1つです。

開業後 588 日　　　#学会参加　#開業医のイメージ

開業医は好きなときに休める？

「開業すると好きなときに休めるでしょ？」と言われることがありますが、そういうもんでもなくて、定時以外で休めば収入は減りますし、収入減るどころかスタッフへは 6 割分は補償しなくてはいけないので、そんな簡単に臨時で休むというのは難しいです。なので、学会や出張などはソロである限り中々参加が難しくなるんですよね。

セルフコメント（追記）
出張費用は経費にできたりと悪いことばかりではないです。

開業後 593 日　　　#予約システム　#苦情　#待ち時間

web 予約で待たされたという苦情

今日のドアノブのボディーブローの一撃。
「Web 予約したんですけど 3 時間近く待ったんですけど、他に優先される人っているんですか？」明らかに呼んだ時から不機嫌雰囲気満載｡｡｡
時間予約が優先な中で直接来院や発熱など多くの患者さんが来院されているため、web 予約で優先的に呼んでもお待たせしてしまう最近の外来｡｡｡｡
電子カルテの記録を見れば、3 時間はオーバーな表現とは分かりますが、最後に中々のボディブロー｡｡｡ 一人でやってますので限界はあるんですが、お待たせしないようにするには数を制限するしか無くなってきていて、数を制限すればそれはそれで不満も出るだろうなと｡｡｡｡
近隣は外来を完全予約にしたりして特に発熱・感冒外来は制限をかけているので、制限かけないところはどうしても混みますからね｡｡｡
結構限界いっぱい頑張っているつもりではありますが、じゃあ数を絞ると言うのも違う気がして、現在はモヤモヤしております｡｡｡｡

みんなのコメントのサマリ
- とても難しい問題。当院も web 予約の人を「1 時間で呼ぶことができた」と満足してたら、患者さんから「予約なのに 1 時間も待った」と不満顔だった
- 確かに美容院などでは予約したら待たないのが当たり前

- 自由選択性なので門戸を広げると、クリニックのキャパを簡単に超えてしまう。制限をかけてアクセスしやすくしないと、かかりつけとして来てくれる近所の方々が来なくなってしまうのではと思うと怖い
- 午前10時というような時間予約ではなく「午前○番目」という予約だったらわかりやすいのにと思う

■その後

時間予約はずれますよね。うちの場合時間帯予約と順番予約が混在しているのですが、順番の人は順番しか案内が出ないので、予約は順番待ちのみだと思ってしまうんですよね。そうなると、6番目なのに中々呼ばれない（その間に時間予約や予防接種の時間予約が入ってしまうので）という中での苦情が出てしまいます。。。。

開業後 595 日　　　＃経営者　＃小規模事業共済　＃ iDeCo
自分の退職金は…

個人事業主になったら小規模事業共済と iDeCo には入ったほうが良さそう。特に前者は退職金がわりにもなるし、所得控除になるのでその分所得を減らすことができる。どうしても税金対策は必要だと思いますが、こういうのも誰も教えてはくれないので、自分でやっていかないとダメですね。

開業後 597 日　　　＃釣銭問題　＃会計　＃勤務医との違い
お釣りって毎日用意するもの

開業するまで全く知らなかったですが、お釣りって毎日用意するものなんです。とあるつぶやきで、「タクシーの運転手が細かいお金を用意してなくて、客が崩しにいくのはおかしい」というつぶやきがあってふと気づいたのですが、お金の両替って今は一定料金超えると有料なんですよね。なのでお釣りが足りないと、結局銀行で両替するのですが、その場合お金がかかるという話。。。。最近はお釣りを用意するという行為も有料になりかねないので、これはこれで結構きつい。。。なのでなるべくお釣りがないように用意してもらいたいのですがそうもうまくいかず。。。

キャッシュレスも手数料かかるので、もはや「支払う」行為自体がそもそもコストがかかるという結構シビアな世界です。

開業後 609 日　　　　　　　　　　　　　#研修義務　#スタッフ教育

スタッフの研修義務とは

今さらながら、年2回のスタッフ研修義務があることに気づく。。。。
① 医療安全管理研修（年2回程度）
② 院内感染対策研修（年2回程度）

みんなのコメントのサマリ

- 必須であるのは、"医療安全"と"院内感染"に関する研修で、他の研修は「なるべく」という制度。各地の保健所で出している資料がまとまっている
- 当院では医療安全に関してはヒヤリハットの振り返りをしている。院内感染対策に関してはコロナ診療でスタッフに知ってほしいことなどを…
- 院内感染については消毒薬メーカーのMRさんが持ってきてくれた教育動画を院内で見たこともあった

セルフコメント

特にあまり指摘されてこなかったので正直気づいていなかったです。
普通皆さんクリニックでもやるもんなんですかね？（やらなきゃダメだとは思いますが）
クリニックレベルでは
　①医療安全管理研修（年2回程度）
　②院内感染対策研修（年2回程度）
　③医薬品安全使用のための研修（必要に応じて実施）
　④医療機器安全使用のための研修（新規の医療機器を導入時に実施）
　⑤放射線安全使用（医師・放射線技師のみ　年1回）
って感じですかね。。。。もはや知らないのもありそうでなんともいえないですが。。。
これを毎月のスタッフミーティングに組み込んでいく感じですかね。

（追記）

どこまで義務研修があるのか正直わからないっていうのが本音です。保健所の監査で急に言われて気がつくっていうのがパターンだと思いますが、わかりやすく明示してほしいですよね。

開業後609日 　　　＃スタッフ教育　＃経営状況の公開

スタッフに経営状況を知らせるべきか

スタッフがどこまでクリニックの経営状況（収支）を知る必要があるか。確かに個人経営のクリニックの収支の詳細までは普通スタッフは知らないでしょうから、そこを共有する意味があるかどうかがポイントですかね。

みんなのコメントのサマリ

- 細かいことを知らされても困るだけ、指示して給料を払ってくれればいいというスタッフの考えもある
- 看護師などから「儲かっているのにこんなに少ないのか」とボーナス要求が出そう
- 当院はフルオープンしているが結局見ていないようだ
- いつも悩む。細かい数字を示しても当事者意識がないのでわかってもらうのが難しい
- 民間企業オーナーとしては売上は公開している。社員に原価意識を持たせることが目的。財務公開の目的をどこに置くのかを考えたほうがよい
- （企業で）月次決算を公開しようとしたらほぼ全社員が理解できないという指摘があった。粗利程度までは全社員に意識してほしいのだが…

セルフコメント（追記）

いろいろな業種から意見がいただけて参考になります！立場によっても意見が変わりそうですね。結局財務諸表を公開しても、一般のスタッフは意味わからないというのが本音でしょうね ^^; だけど売り上げはどのくらいで、売り上げあるなら自分達にどのくらい還元してくれるの？しないならどこいっちゃうの？というあたりが気になるという話ですかね（笑）こういう説明が面倒なので公開しないというのもありそうですが。。。 ^^;

開業後 614 日　　　　　　　　　　　＃予約システム　＃苦情

web 予約の難しいところ

うちは時間予約を優先して、その次 Web 予約、直接来院の順ですが、時間予約の人が Web 予約の人より先に呼ばれるのを見て、苦情を言う人がたまにいます。
予約制度は後から来た人が抜いていくような流れにもなるので、来た順より抜かされた感を感じる人は多いかもしれないですね。
予約システムの難しいところですね。。。。
マックのモバイルオーダーは誰も文句言わないのになーなんて思っております。

みんなのコメントのサマリ
●こういう苦情が実労働より疲労につながる…。当院が予約を止めた理由に近い

セルフコメント
ある程度患者数が見込めて、損益分岐をクリアできるなら、時間予約のみもありかなーと思ってます。

開業後 614 日　　　　　　　　　　　＃経営者　＃異業種交流

医療界以外の話を聞く

医療業界以外の人の話を聞くことってかなり刺激になりますね。
医療業界でも家庭医以外の先生との交流や意見の交換なども視野を広げる意味では当たり前ですが大切。
あまり狭い中に閉じこもりすぎるのも良くないし、時に常識を疑うのも重要ですねー

開業後 634 日　　　　　　　＃会計システム　＃キャッシュレスシステム

発熱外来での会計はどうしてる？

発熱外来の外会計問題を PayPay にして経過見てましたが、小児が多いと会計がないのであまり困らないですが、成人が多いと行ったり来たりするので

どうにか改善策がないかなという話に。
意外とPayPay使用率が低く、お金を預かってまたお釣りに行くのが面倒と。預かり金という話が出ましたが、個人的には預かったお金をなくしそうなのであまり事前に預かってしまうのは心配だなーと。
何かいいアイデアありますかー？みなさんどうしてますかね？

 みんなのコメントのサマリ
- 2週間後に事務スタッフが電話して支払いに来てもらってる。専門職以外を感染疑いの人に晒さないことに意味がある
- 会計直前に車の中にいる患者さんに電話して金額を伝え、お釣りが必要だったら、ちょうどのお釣りを持っていく。自動精算機もあるが、発熱外来用は別に財布を用意し、そこからお釣りを渡し、スタッフがちょうどの金額を精算機に投入している
- 後日支払いで来院してほしい旨の説明書を渡しているが、みなさんちゃんと来てくれる
- 当初は後日会計にしていたが、未収が多くなって当日会計に変更した
- 釣銭用ポーチを持って車に行き、その場で電卓使って精算してる。ただ寒い時期はスタッフが大変

 セルフコメント
発熱外来は、一見の患者さんが多いので後日精算は難しいと感じています。

事務スタッフは、預り金でやりたいようですが、発熱外来では受付を看護師・会計を事務となるので、預かった金の管理が難しい。

■ **その後**
決済システムのSquareとスマホという組み合わせで、現在は外でも問題なく会計処理ができています。

 開業後635日   #開業医のイメージ

開業医は楽？

開業医が楽かどうかは自分次第だと思いますが、私個人としては仕事時間は圧倒的に長くなりました（汗）

大抵この時間(21時)から夕飯で自由な時間はこの後少しだけ。
色々仕事が進まず申し訳ないのですが中々限界で…。

開業後 638 日　　　　　　　　　＃産休　＃労働基準法　＃面接
産休制度の設定

スタッフ面接で初めて「産休を取れますか？」と質問されて、改めてこの辺りの設定がどうなっているか見直し中。
色々想定しておかないといけないことが多いので大変です。。。。
小規模組織的には正直雇用した直後に産休となるとダメージが大きすぎるというのは本音といえば本音ですが。。。。

開業後 638 日　　　　　　　　　　　　　　　　＃医療従事者届出
医療従事者の届出

医療関係従事者の届け出って個人でやるんですかね？それとも組織ですか？
スタッフの届け出は自分でやるのかクリニックでやるのか悩みまして。。。。

 みんなのコメントのサマリ
　●スタッフに任せる。分業しないと、自分の仕事だけが増えてしまうので

■その後
　結局、スタッフに聞いてクリニック側でまとめて出しています。

開業後 643 日　　　　　　　　　＃開学会参加　＃勤務医との違い
学会に参加しづらい

あんなに参加することが権利だ！ばりに参加していた学会が、開業するとこんなにも参加しづらいと思うとは。。。しかも連休の多い5月なので土曜終わりに1泊弾丸ツアーで頑張るか、それとも日帰りか不参加か。。。。
久々直接お会いしたい人もたくさんいますし、行きたい気持ちが大きいですが、悩みますね。
まだ在宅やっていないので行きやすいといえば行きやすいですが、演題も特

に今回は出す予定もないので微妙な感じ。
土曜休みにするか最後まで悩みそうですが、実は名古屋自体（注：学会開催地）に行ったことがないので行きたいというのが本音です（笑）

開業後643日　　　　　　　　#駐車場不足　#設計の想定外

駐車場問題

元々子育て世代のお母さんがターゲットだったので、停めやすい駐車場をコンセプトに設計士にも頼んでいたのですが、設計士が車に乗る人ではなかったからか、駐車場の出入口が入りづらく出づらいかなという印象が当初からありました。
10台停めれれば十分という話もあり、そんなものかなと思ってましたが田舎なので1人1台で来てしまうというのと、予防接種・発熱外来のために滞在時間が長くなるため駐車場渋滞も生じる事態になってしまっています。
そんな中で狭い故か駐車場内での事故も生じることが多々あり、やっぱり駐車場は広くとらないと厳しいなというのが今の本音です。
この辺りは当初から計画に盛り込んだほうがいいと思います。
都会はまた違うと思いますが。
設計士が必ずしも地域の事情に詳しいとは限らないので、自分の肌感覚というのも大切です。

開業後661日　　　　　　　#fax　#必要備品　#情報共有

FAXは必要か

FAXは設置せざるをえないが、受信は基本メール転送で行う。
ただどうしても必要なもの、例えば近隣病院への検査予約の返事などはいまだにFAXで来るので、これをメール転送にしてしまうとスタッフが処理できなくなる。こういう例外以外は全てメールにすれば無駄な紙も減らせるしどこにいても受け取れるので便利。

 みんなのコメントのサマリ

- 当院では、すべての受信faxをスタッフと院長のメールに同時転送することで対応
- スタッフの外部用メールは文面のフォーマットをつくって利用して

いる

開業後 677 日　　　　　　　　　　　　　　#開業のメリット
家族の木が広がる

旦那さんを紹介いただき、本日はお孫さんを連れてきていただきました。
「こっちは空いてるから連れてきたのに今日は混んでるの？」と悪態つかれつつも信頼いただいているのがありがたい。
家族の木が少しずつ広がるようで個人的に嬉しいですね。

みんなのコメントのサマリ
　●開業してよかったと思う瞬間の一つ

セルフコメント
家庭医の外来ってついでの相談とかが多いので、子供を連れてきて自分の相談からかかりつけになってくれるお母さんや、家族の相談からそのまま連れて患者になるパターンとか結構ありますよね。最初に信頼されるかどうかが鍵だと思いますが。

開業後 733 日　　　　　　#釣銭問題　#キャッシュレスシステム
１万円札からのお釣り問題

あまり知らないであろう１万円お釣り問題。
医療機関では比較的高齢者の方の支払いは少額のことが多いですが、結構皆さん１万円札を出す傾向が。。。。
お釣りって実は用意するんですが（知らない人多いと思いますが）、両替って有料なのであまりバンバン大きなお金を出されるとコチラとしては勘弁してほしい。。。
とまあ、こんな問題もあります。。。。

みんなのコメントのサマリ
　●両替の手間と手数料が、電子マネーのコストを上回ったときに、電子マネーがもっと普及すると思うし、徐々にその方向に進んでいるような…。ただ、純利益が２〜３％減る感じだからなかなか難しい

- タクシー（の支払い）で大きいお金がなぜ嫌がられるかと思っていたが、自分で経営するとわかる
- 地元の信用金庫が小銭への両替を無料でやってくれるのでありがたい。地元中小企業への貢献という感じかもしれない。ただいつまで続くかわからない。クレジットカード、バーコード決済も導入しているが、現金との割合はこの1年間あまり変わっていない印象がある
- 手間と時間を考えるとキャッシュレス決済の手数料のダメージが相殺され、少しキャッシュレスに前向きになれる

セルフコメント
当院は新規だったので、あまり抵抗なくキャッシュレスを最初から導入しました。かなり利用されるイメージ。

開業後 740 日　　　　　　　　　　#予約システム　#苦情

予約システムはなかなか難しい

2年使ってみて、中々難しさを感じています。
予約システムの基本は予約時間通りに呼べる事が前提。
医療機関としてはこれが中々難しい。
直来や急患、一人一人かかる時間も違いますし中々思うようにはいかない。
特に時間予約と順番予約が混在するとさらに難しさがあります。
患者さん心理としては、「自分の好きな時間に遅れなく診てほしい」
「順番ギリギリまで自宅にいて、呼ばれる直前にクリニックに行って入ってすぐに診てほしい」と言うことだと思いますが、中々悩ましいですね。
どう言う運用が妥当か考え中です。

 みんなのコメントのサマリ
- 当院は昔から予約なし。それでもよい人が来てくれてると思う。今後どうしていくかは悩む
- 日本のプライマリ・ケアは、様々な愁訴の初診・再診、ER、ヘルスメンテナンス、さらに発熱の波まで加わるので、中々難しい。予約すると、「大きな待ち時間にならない」と理解してもらっているつもり

- 医師が1人と2人とでは、場合が違うだろうが、予約の難しさはある。割り切る大胆さも必要かも

セルフコメント
（予約したことで）期待値が上がる分だけ少しでも希望とズレると苦情につながるという危険性と隣り合わせ。ある意味、待つ前提の予約なしのほうが良いのかも…。

開業後741日　　　　　#給与　#銀行振込　#ネットバンキング

給与支払いの振り込みについて

給与振り込みが銀行の関係で4日前まで、振り込みでネットが9〜18時までという状況で、プレイングマネジャー的には夜中にマネジャー行動をするので、せっかくネットなら24時間取引可能にしてほしい。。。18時までって無理だよねーと思いつつ、昼を潰して給与振り込み完了。
結構細かいですが、微妙なところです ^^;

みんなのコメントのサマリ
- わかる。給与振込としては間に合わず、でも給料日を守るために総合振込にして手数料で泣く…などを知っている人は零細企業の社長か小規模開業医
- 振込日を間違えて、あわてて銀行に連絡して手続きし直したことがある。ネットは便利な分、間違えると大変
- スタッフには当院のメインバンクの口座をつくってもらっている。同一行なので、手数料なしで夜中に振り込みができる。地銀の体力差もあるかもしれないが、手数料なしのネット銀行を振り込み専用にしてもいいのでは
- ビジネスネットバンキングの開始が遅かったせいか融資の際に勧められなかった。月3000円の手数料の割にメリットもなく今も担当者からも強いアピールはない。個人口座からクリニック名で振り込んでいて税理士からも特に問題ないと言われている。振込専用口座のような運用なので、通帳には振込記録のみ残している。
- 話は違うが、給与を間違って振り込むといろいろ面倒。源泉税とか

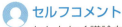
セルフコメント

なんとなく議論を見ていて、おそらく「個人」として振り込んでいるのか「ビジネス」として振り込んでいるのかでも違うのかなと感じました。通常の個人の場合はネットだと24時間だったり即日も可能ですが、たいてい個人事業主や法人は「ビジネスネットバンキング」を融資の際に契約「させられる」と思います。

ビジネスネットバンキングのほうは、利点としては一括で金額を入力して送信できたり、スタッフの通帳に「給与」と印字できたりと色々メリットはありますが、その分手数料が高かったり前述の時間に制限や振込までの時間がかかったりするのかなと。

融資先や利用先の銀行によって違うかもしれないですね。

開業後 742 日　　　　　　　　　　　　　　　＃患者説明資料

患者さんへの説明資料

患者さんへの説明資料を一つひとつ作るのは膨大な時間がかかるのと、コストもかかる。とはいえメーカーの指導箋を使うのもどうかと思うのと今はメーカも指導箋はコストの問題もあってか基本webから印刷というパターンが多いので悩ましい。。。

みなさんどうしてますかねー？自作？

みんなのコメントのサマリ

- 説明書とか、同意書とか、マニュアルとか、どこも同じようなものだと思うので学会とかが作って使えるようになるといい。または有志で分担して作るとか
- オリジナルで作っていた。糖尿病で「眼科に行ってほしい」とか、「帯状疱疹ワクチンについて」とか。ただ、時間がかかるのであまり進まないとChtat GPTとか使えないだろうかとも考えていた

開業後 748 日（2023年4月29日）　　＃レセプト　＃院長の休暇

ゴールデンウィークのレセプト作業

カレンダーを見ながらレセやらなきゃだよなーと今さらながら気がつく祝日

の土曜日。
連休気分じゃいられませんが、コツコツ頑張りましょう。
来月からが恐ろしい。。。。

 みんなのコメントのサマリ
●月末月初の連休って面白くない。お盆休みをがっつり取りたくなる、開業医は…

開業後749日　　　　　　　　　　　　　　　＃採用　＃面接
採用面接慣れしている人は要注意？

採用面接の5要素（NewsPics動画：『アジア最強ヘッドハンター、秘伝の面接ぜんぶ見せます』より）
・地頭
・エネルギー
・可愛げ
・運の良さ
・好奇心
自己PRなど用意できるものは聞いても得られる情報は少ない。

 セルフコメント
何人も面接してきて、あんまり通り一辺倒な質問は意味ないかなーなんて思ってます。当院について知っていることはありますか？ 家庭医療って知ってますか？ 当院を志望した動機はなんですか？ この辺りをスラスラ言える人は「要注意」かなと（笑）
用意しすぎて面接慣れしている人は、むしろ問題な人が多い印象ですかね。あとは優秀な人というよりも、どうしてもうちで働きたいというエネルギーを持っている人かどうか。自分がやりたい事ばかりいう人はダメパターンが多いです。
あとは可愛げって大切。可愛げがない人や棘がありそうな人はダメですねー。

開業後753日　　　　　　　　　　　＃患者アンケート　＃予約システム
予約システムの評判が悪い

4月のアンケートを振り返り
やっぱり予約システムの評判が悪い…
この辺りは見直しが必要だとは思いますが、便利だと期待度が高い分だけ個別性を高くしづらいので、それぞれの便利が異なると一瞬で不便と感じたり苦情につながる感じでしょうか。
こういう声もwebで集めやすくなった分だけちょっと感じた不満もすぐに集計できるのは便利といえば便利。
感じやすい人にとってはいちいち気になる部分なので、面倒といえば面倒ですね〜

■その後

　アンケートって、negative feedback が多いので、あまり見過ぎると、こっちの心が追い付かないので、最近はあまり見ていないです。

開業後 758 日　　　　　　　　　　　#予約システム　#待ち時間
予約システムと患者数

予約システムの運用はある程度患者数を限定することを「可」とする場合はうまくいく気はします。つまりは1日の診察人数を限定してその患者さんを時間に誘導すれば待ち時間は少なくてすむ。
医療機関の難しいところは、1日の受診人数を把握しきれないこと。
予約システム会社が「苦情をなくすには枠以上の患者を取らないこと」と回答してきて、なんかいまいちしっくりときていない私。。。。…
患者数を限定すればいいって発想だともはや予約システムの意味がない気もしますが。。。はて。。。

 みんなのコメントのサマリ

- 予約制を導入しているが、予約の活用法は、「どんな医療をしたいか」しだいだと思っている
- 当院は、当初は、予約＋当日来院で、1日150人を一人医師で診ていた時期もあり、2、3分診療になってしまい、その日の主訴に対応するのが精いっぱいで、本来の「あなたのお医者さん」とは程遠いものになっていた。そのため、予約部分を増やし、一人ひとりを丁寧に診療できる体制にした。今は、そのような診療内容を求め

る患者さんがほとんどを占めるようになり、患者さんにとっても私にとってもよかったと思っている

セルフコメント

やっぱり数が増えると当たり前ですが時間がなくなるので、これでいいのかと思うことも多々あります。これを解消するには医師の人数を増やすか患者の数を減らすかになるのかなと思います。

医師一人しかいなければ、必然として人数は制限する形をとるしかないですよね。

私の今の診療状況は急性期が多いので、飛び込みが多い状況で予約メインにすることはいいのか悩ましく思うこともあります。

確かに価値観やビジョンを改めて見つめ直す必要があるのかもしれません。

一方でやっぱり大切なのは事業計画だと思うのですが、事業計画でどのレベルを想定しているかで実際の患者数が決まってくると思うので、ここは自分がどのような医療をやりたいかと併せて考えるべきところなのかなとも思います。

患者数を減らして赤字になってしまっては元も子もないので、個々の考えも併せて検討が必要かなと常々思っています。こういう辺りはあまり言うと批判されるところなのですが、現実的に経営者としては大切な問いだと思っています。

開業後 762 日　　#学会参加　#経営者　#勤務医との違い

開業医の学会参加事情

正直勤務医時代は学会参加で発表できれば職場が交通費も出してくれて仕事も休めてと若干ニヤニヤしてましたが（笑）、個人事業主は休むと減収どころかスタッフの給与補償もあるので、思い切って休みづらい…
ここは開業医の宿命か、あるあるといえばそんな感じですね

みんなのコメントのサマリ

- 学会参加は、すべて経費算入できるからいいと思う。ついでにスタッフも連れて行くといい
- 当院では、学会が地元から離れた場所での開催では職員旅行として

必要経費で皆で参加している

セルフコメント
収入を考えるよりも経費として使うほうがいいという感覚ってやってみないとわからない部分ですよね。。。もちろん利益が多いっていう条件だとは思いますが。。。。（笑）

開業後 782 日 ＃経営者　＃経営不安
他院の閉院を見て

開業してすぐに休診となっていたクリニックが、ついに閉院になってしまった。
どうも健康問題らしいが、人ごとではないなと感じざるをえない。
自分に何かあったときにどのように組織を継続するか、考えないといけないなと改めて感じます。
もしくは潔くなくすか…

開業後 811 日 ＃レセプト件数
レセプト件数が大台に近づく

気がついたらレセプト件数も今月はあと数人で大台に。。。。
良いか悪いかは別にして、少しは認知してもらえるようになってきたのでしょうか。
最近は待ち時間問題の方が大きくて、はてどうしたものかと。。。

開業後 811 日 ＃院長室　＃設計の想定外
院長の更衣室

ロッカーや着替えに関して。
元々スタッフルームと更衣室は作ってましたが、院長室は作っておらず私のロッカーも構想には入ってませんでした。設計士からも「いらないでしょ」と「ピシャ」っと言われ、そんなもんかと思っておりましたが、結論から言うとあればあったほうがいいです（笑）
特に着替えが大変です。。。。

悲しいかな、私の着替えの際にスタッフが診察室に出入りするので落ち着いて着替えができないので（笑）、朝はレントゲン室で着替えるというのが通常に。。。。
それはそれでもいいんですが、一度エージングされかけたこともあって気が気じゃないです。
荷物を置く場所も受付の裏の隅っこにお手製ハンガーラックを作成し、そっと置いている感じなのでなんとも微妙です。。。
スタッフルームで一緒に着替えという話もありましたが、男子一人そんなわけにはいきません。。。スタッフルームはあくまでもスタッフのお部屋なので、管理者が出入りする場所でもないので。これも現実的ではないです。
というわけで、着替える場所は構想に入れておいたほうがいいと思います。

 みんなのコメントのサマリ
- スタッフといろいろな話をすることもあるので、院長室はあると良いと思う。院長室を作る際、部屋の外への音漏れなどを考慮した
- 私の着替え場所は診察室。ベッドにカーテンがあるので、そこで着替えて、スタッフとの面談もそこでしている。院長室はあったが、今は感染隔離室になっている

 開業後814日　　　　　　　　　　　　　#予約システム　#苦情
順番予約か時間予約か

やってみて、予約システムで一番苦情が多いのは「順番予約」。
こっちの思った通りには来ない人も多いですし、むしろ順番より早く来て待ち続けることで不満につながったり、家でギリギリまで待つため実際間に合わなかったり、想像以上に早く呼ばれてしまい苦情につながることも。。。。
こちらのコントロール外の事態が多数起こるので、正直期待度が高いだけに苦情も増えるという印象です。
現状時間予約と順番予約のミックスですが、完全時間予約がいいのかむしろ全て来た順にするのか。。。。
いい方法ないかなーと模索中です。。。。
目標は「順番案内のメールが来たら（30分前を想定してメールが行きます）準備して当院到着したら受付して10分以内に呼ぶ」なんですが、中々難しい。

みんなのコメントのサマリ

●現状の予約外来に予約外の患者を診るシステムでは、ファストパスが最適解。つまり一定数の予約枠（注：ファストパス）をとった人は、必ずその時間に診てもらえるわけではないが、待ち時間が短縮される。そうすると患者さんも私たちもストレスが一番小さいかと。患者さんにはあらかじめ説明しておくのがトラブル防止になる。さらに待合室に待ち時間を直来とファストパスと表示させるとよい

開業後 827 日　　　＃必要備品　＃機器管理　＃ランニングコスト

早くも受付機器が故障

開業3年目
早くも受付のスキャナーが壊れたと。
保守も所詮1年程度なので、もはや保守切れ。
電子カルテメーカーからの購入なので、一応サポートしてくれますが、メーカーを通して買うとなんだかとても値段が高い。。。
「うちが推奨する機種じゃないと動作保証はできません」と決まり文句のように言われてしまうと、量販店で買ってくるわけにもいかず、メーカーの言いなりに高額で買い替えるのか悩み中。。。。
いわゆるランニングコストって思わぬところにも出てきますねー
2年で壊れるって早いなー。。。。そんなもんか。

開業後 831 日　　　　　　　　　　＃仕事の効率化　＃雑務

臨床以外の時間の確保が必要

事務仕事として重要なことの1つに「お金を確保する」ことがあるかと思いますが、補助金事業の申請をなんとかギリギリ提出。
診療終わりに事務作業しているとなかなかしんどいですが、これも大切なことなので地道にやるしかないですねー。
とにかく事務作業など「臨床」以外の時間の確保が必要だなーと思う今日この頃。
外勤もやめ時かと思いつつ、収入面でも不安は残りますし、外に出なくなる

際のヤブ化が恐ろしくてなかなか踏ん切りがつかないですねー

みんなのコメントのサマリ
●私も、もう半日はプロテクトタイムを捻出したいと思っているが、なかなか難しい

セルフコメント
そろそろ何かしら調整が必要と感じています。今でも日勤からの当直で翌日外来診療という形ですが、体力的にもしんどくなってきていて、外来半日とか調整しないと難しい気もしています。

開業後 845 日　　　　　　　　　　　　＃経営者　＃院長の健康管理
院長は労災保険使えない

本日の学び。
社長が仕事中に怪我しても、基本労災が使えない。

開業後 855 日　　　　　　　　　　　　　　　　　＃ web 問診票
Web 問診票

最近何かとペーパーレスにできるものはして、web でできるものはやることで、患者さんにもクリニックにも便利になるようにしようかと色々試してますが、インフルエンザワクチンの任意接種の問診票を web 問診にするのをどうしようか検討中。
昨年予約は完全 web に移行したところ、一昨年電話パンクで予約開始時にクリニックの外に並んでしまった事態が全くなくなってかなり楽になりました。高齢者の予約問題も話に出ましたが、普通に web で取る人も多かったですし、来院時に予約していく人もいたのであまり問題にはなりませんでした。
問診票を web にするのは、事前に自宅で書いてこれるのが一番大きいかもしれません。Lot の記載や接種の可否を電子カルテ上ではなくて web 問診上でやらなくてはいけなくなるのが面倒なのと、、公費は紙が残るので混乱しないかやや気になっております。
こういうのどんどん試していく方向でやってますが、皆さんどうされてますかねー？

みんなのコメントのサマリ
- 利用している。事務仕事が減って助かっている
- Lot 番号は一度入力しておけば、自動でコピーされるので、同じ Lot の間は変更不要で触る必要がなく、サインは web 問診にワンクリックでつけられるようになっているので楽
- 接種時には web 問診の確認とサイン。カルテには時間や接種部位などの必要最低限の情報を入力するが、カルテもフォーマットがあり、入力事項は多くないので苦にならない。紙の問診票への記入やハンコ押しがないので、スタッフには好評
- これは基本的に自費での接種の場合の話

セルフコメント
色々考えると、電子カルテと IT の組み合わせは限りなく医療事務の仕事をかなりの範囲で担う可能性があり、ソロプラクティスを可能にするツールな気がしています。

なるべく IT 化とペーパーレス化を実践していくのは、今後必須かもしれないですね。

開業後 863 日　　　　　　　　　　　#在宅医療　#一人診療所

外来しながら在宅医療はできるのか

個人的な感覚だが、ソロの開業医で外来やりながら在宅やる感覚って、病院で毎日午前午後フルで外来やりながら病棟もやるイメージ。しかも一人で……。普通に考えて無理な気がする……。

みんなのコメントのサマリ
- 大ベテランのソロの開業医の先生の中には、「そこまででもないよ」と言われる先生もいる
- ソロで外来と在宅医療をしているが、自転車で回れる距離内で、地域包括支援センターと連携しながら 15 ～ 20 名程度で、そのうち末期の方 1 ～ 2 名でできる範囲で実践している。外来が 9 ～ 12 時と 17 ～ 18 時 30 分なので、昼に訪問する感じ。落ち着いている人は月 1 回の訪問。在総管導入せず、外来がメインで時々訪問する人もいる

- その場所のその地域性によって、そしてどれだけの規模で診療時間のやりくりをするかだと思う
- 午後の診療開始を開業以来、何度か変更した。最近は15時30分開始に落ち着いている。当然、患者さんは14時開始などのクリニックよりは少なくなると思う。今後、通っていた患者さんが、「通院できなくなった」、「通院に負担を感じた」などのとき、（訪問）診療を断るのも心情的につらくなるだろう
- ソロのとき、最初は在宅診療は月火の昼休みに回っていた。だんだん在宅患者さんが増えてきて、ある時点で月曜日の夕診をなくし、そこに訪問診療を固めた。最初は完全にソロで24時間365日オンコールだったが、やはりキツかった。近隣の在宅医療をしている病院と連携できるようになって、旅行に気楽にいけるようになった
- 全部を完璧にしようとすると無理。特に一人では。本当にやりたいことは何か？　最も残しておくべき、残しておきたいことは何か？というのを詰めていって、ある程度、妥協していくしかない。そのうち、できることも増えていくので、焦らずじっくり、自然のままに

セルフコメント

うちの現状、外来が8:30～11:30、14:30～19:00なのですが、実質ぎりぎりに来る患者さんも多いため、午前は13時頃までかかることが多いです。ここに介護認定審査会や各種会議など定期的に昼の予定が入るので、昼に在宅行くのは無理だなーと感じています。夜は夜で書類も多いので、結局帰宅は21時を過ぎるのが通常です。

また、現状外勤や当直も継続している（これは生涯学習的や経済的など2つの理由がありますが。。。）ため、夜も合わせて不在の日もあるため、このような状況で在宅を入れ込む時間帯って今のままでは難しいなーと考えた次第です。

このままの形で在宅やるには、大幅な時間の変更が必要かなと思っているのですが、すでに時間ごとの患者さんも多数いるので、はてどうしたものかという感じです。。。

この状況なので、正直外来が終わると毎日へとへとでもはやプラスアルファの力も残っていない状況です。仕事外の活動も色々していましたが、

現状は断ることも多いです。土曜も以前勤務医時代は隔週休みでしたが今は毎週なので中々休みの時間も取れない中で、一人で在宅始めると週末もなくなる可能性もあると思うので、しんどいなーと思ってしまいます。この辺りは過去に雇われ所長時代に100件以上の在宅管理を実質一人で担っていた経験が関係している気がします。夏休みや正月にも呼び出されて埼玉から家族を残して帰ったりしていましたが、当時は使命感でやっていましたが今考えるとよくバーンアウトしなかったなと。。。若いからでしょうねー。今は気合いと根性じゃどうにもならないなーと。

そんな中で家庭医として在宅にどう取り組むか。個人的には今までの形式では後に残る人もやりたがらないでしょうし、継続性がなければ私の代で終わってしまうので、誰もが無理のない形で続けられる新しい在宅医療の方法を構築しないとなと思っています。従来の形は明らかに医師個人の負担が大きすぎると思うんですよね〜。働き方改革とは真逆ですよね（笑）

発熱患者を大幅に減らしていく、午後の外来時間を減らすなどが考えられると思いますが、小児も多いのでこの辺りがかかりづらくなる可能性がありますがその辺りは要検討かなーと考えています。

在宅をやらないとかかりつけ医じゃないのか、家庭医ではないのか？という辺りも色々考えてみたいですね〜

実際経営的に在宅をやらないと中々厳しいと言うクリニックの事情もあると思うので、このあたりは理由は色々あると思いますが。

外来の延長としての在宅ならまだ可能かなと。

ただ時間外は在宅専門や夜間外注サービスなどに頼らざるを得ないかもしれないですが、そういう形も許容しないと中々難しいなと

愚痴ではなく、現実としてどの様な形が継続可能なのか考えるのも大切かなと。

開業後868日 　＃採用　＃スタッフとの関係　＃人事

人の採用は難しい…

採用は本当に難しい。

現在は売り手市場なので、こちらも求める人に来てもらうために色々妥協す

ることもありますが、悩ましいのが採用後に条件を変えようとするパターン。これ本当に多くて困ることが多いです。
採用時に条件は提示の上納得しているはずですが、採用後に色々な理由で就業日数や時間の変更を申し出てこられることも多々あり、それだったら採用しなかったなーと困ることも多いです。。。
しかも、結構多いんですよね。。。このパターン。。。
個人の希望に合わせて働ける職場のために柔軟に対応することは重要だと思っておりますが、この辺りは悩ましいですね。。。

開業後 884 日　　　　　　　　　＃増患対策　＃常連患者

定期受診患者を増やしたい

開業して 3 年目。
昨日は全体の 80% が急性期疾患など定期予約以外の受診。
逆の割合にしたいところですが、中々そうもいかず。

みんなのコメントのサマリ
- 休み明けはそれでいいのでは。暇なら暇でよし
- 専門医指向が強い地域（ネットで検索して受診先を選ぶ、病院も外来フォロー先を専門医に紹介する）では、糖尿病、循環器などの専門性がないと苦戦するのはよくわかる
- 当院では、6：4で慢性疾患がやや優位というところ。4のうち、感染症絡みが2.5、残りは皮膚など。感染症は診なくてはいけないものの診られる人数もあらかた決まっているので、看護師さんが微調整している

セルフコメント
何となく予約を診る見ると、中々増えないもんだなーなんて思っています（笑）
当院は小児の急性期の割合が多いので、慢性疾患が増えすぎても回らなくなってしまうのでそれはそれで微妙なんですけどね…
昔勤めていたところは歴史が長いからかむしろ慢性疾患や健診の割合が多く、新患はたまにぽつり程度…
それはそれで焦りましたが、立場によって色々ですね。

開業後888日　　　＃24時間対応　＃一人診療所

ソロで24時間対応は難しい？

日本の開業医は基本ソロなので、そもそも24時間365日対応する事は実質難しい。

そうなると、この形態のままクリニックを成立させるとなると、マイクロしかなくなる気がします。

この場合在宅は基本しない方向かなと。

在宅医療は基本的にはグループが前提なので、在宅をやるなら外来も含めてグループプラクティスが基本になるのかなと。

ソロでやりながら在宅も365日24時間やる形態はグレーゾーンになると思いますが、この形は中々難しくなると思うので、新しい形としては外来の延長での在宅はやりながら、夜間・緊急時はアウトソーシングする形でしょうか。

ソロ形態が多い日本の開業医は新しい形をどこまでやれるかが鍵でしょうか。そもそも在宅をやっていない開業医が多く、世代も違う中で在宅医療だけ連携を進めるのはなかなか難しいのが実感です。

足りない地域医療問題を全て担うのは難しいなと思っています。

自分の地域で自分のやれる持続可能な家庭医療をどう実践するかがポイントかなと。

在宅24時間やってなければ家庭医じゃないというのも違うと思うんですよね。

開業後910日　＃人的マネジメント　＃休暇取得　＃スタッフ満足度

休みやすい職場とは

人的マネジメントで難しいのが、「休みやすい職場」と「いつでも休んでいい職場」の違いかなと最近の悩み。

「休みやすい雰囲気づくり」は確かに大切だと思う反面、小さな組織はそこまで人に余裕がないので、あまりにも休みが多いと組織が回らなくなる。。。そのために人員を補充せざるを得なくなるので、「基本的には普通に勤務して、どうしても休みが必要な際はもちろん気兼ねなく休める」という感覚が必要で「いつでも休んでよくて、調子がいい時だけ出勤する」と言う感覚ではちょっ

と厳しいかなと。。。この辺りのすり合わせが結構大変。。。
入職後の条件変更も結構多い。当初の契約を、入職後に変更を申し出るパターンも結構経験します。
「夜までできます」、「土曜もやります」と言っていても入って1ヵ月もすれば「やっぱり時短で」とか「土曜は来れない」とか段々自分の条件に寄せる人が結構多い。。。
雇ってしまうとこちらから簡単には辞めさせることはできないのと、最初に同じような条件で比較して採用を見送っている人もいるので、「だったら最初から採用しなかったのに」なんてパターンも多々あります。
この辺りは本当に難しい。。。
「働きやすい職場」と「何でもわがまま言える職場」は違うよと思いますし、日本の場合労働者の権利が強すぎるのも中々しんどいことが多い。この辺りは管理者あるあるですが、はてどうしたら正解かはいまだに謎です。採用時に少しでも疑問の人は採用しないというパターンしかないのかなと。

 みんなのコメントのサマリ
- お互い様というような人間関係になっていかないと難しい
- 常勤に関していえば、有給休暇は必ず持ち越さずに年度内にとることを、業務的な強制力とするのが一つの方法。当院でも実行しており、ふだんから勤務を調整して平日でも（予定がなくても）お互いに休みを取る、ということに慣れているので、当然、用事があるときは気兼ねなく相談することができる。常勤がそうなので、非常勤も同じようにできている

セルフコメント
個人的にはいつでも休めるのはいいと思うんですが、どちらかというと就業前の条件を就業後に変えるというのが中々きついなーと思っています。うちの場合やっぱり朝早めと午後遅めは厳しいという話になりがちなんですよねー
あとは私が全く休めていないというのも問題かもしれないですね（笑）

開業後後 920 日　　　　　　　　　　　＃採用　＃求職者
求職者の希望と勤務時間

人の採用を考えている中で、多いのが時短など朝遅め夕方は早めに仕事を終わりたいという条件を提示されるパターン。

労働人口の減少の中で、より条件のいい働き方を希望するのもわかりますし、さらにこの流れは加速すると思いますが、そうなると在宅など夜間・休日の対応にどうやって人を確保するかが難しいなと。

報酬を増やすにも限界があります、外的要因以外に何がそこを解決してくれるか。

開業後 924 日 #法人成り

法人化のメリットとは

先日開業医仲間と集まった際に、私より後に開業した先生方に法人化の話が出ていると聞いて、はて法人化することのメリットなどどうだろう？と考えています。

税理士さんは節税面から結構法人化を進める傾向がある気はしますが、実際のメリットデメリットってわかりづらいなと。

「えっ？もう法人化するの？」という開業したての先生の話も聞きますが、税理士が法人化を積極的に勧める理由もなんなんだろう？と気になったり。。。。
節税効果があるとは言いますが、結構わからないことばかりなんですよねー

 みんなのコメントのサマリ

- （ソロでありながら）2人目の医師が必要なほど繁盛しているクリニックであれば、税金は圧倒的に個人と法人とで違うので、それはまず法人化の大きなメリットになると思う。税理士にシミュレーションしてもらうとよい
- お金の話でいえば、合法的な相続税対策として家族を役員にして役員報酬を払えば、その家族本人の所得になるので、子どもを含めて役員にしている医師もいる
- 私が法人化を急いだ理由の一つは、死亡時など個人と法人を使い分けていないとすぐに廃業せざるを得なくなることもある。私のところは家族がクリニックの経営にノータッチの方針で、個人負債の保証人が妻になっていたので、法人の負債の保証人を私が担うようにすることも大きな目的だった

開業後 927 日　　　　　　　　　　　　# SNS　# 欠勤届

SNSで遅刻・欠勤を言ってくるってアリ？

今どき SNS 媒体で当日の遅刻・欠勤を伝えるのは普通か？という話。
まあ、どっちでも良い気もしますが直前すぎると忙しくて気づかないので最適解は悩ましいですね〜

みんなのコメントのサマリ
- （受け取る）こちら側に短時間で何かの判断を求める場合には問題あると思う。変調の報告と誰かと変わったということであれば良いし、その場合、いちいち電話されても…と思う。もっとも、院長抜きのグループ SNS 間で共有されているので問題はない

セルフコメント
ケースバイケースかと。
来ないなと思ったら、「LINE したので見てないんですか？」とか言われても、いやいや始業直前 LINE とか見ないしと思うこともありますし、今から他の人急遽たのむの？みたいに混乱することもあります。
こういう辺りは、プロフェッショナリズムとの関係もありますよね〜

開業後 933 日　　　　　　　　　　　　　　#レセプト件数

レセ件数が最高を達成

月末だっ！
いいか悪いかレセ件数が最高を達成
桁が更新…。
昨年に比べるとえらい増えたなと…
これもスタッフの対応の良さのおかげだなーとしみじみ。

開業後 939 日　　　　　　　　　　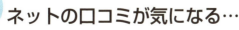

ネットの口コミが気になる…

いちいち気にしてもしょうがないと思いつつ、Google の口コミは通知が来るので思わず気になってしまう。

匿名で好き勝手書かれるというのはあまりいい気持ちはしないし、全員に好感を持ってもらう医療はできないのでしょうがないとは思いますが、低評価をもらうとやっぱり凹みますね〜

と言いつつ、ネガティブなフィードバックこそ、組織や個人の振り返りと改善につながるので、ありがたいと思って次に活かせればと思います。早く効率的に診れば、しっかり診てくれないと言われ、時間をかけて丁寧に診れば、待たされ過ぎと言われるなどなど。。。まあ、万人にいい顔はできないので、自分の良かれと思う道を進むしかないと思いますが、あまり無理しないのが一番と思う今日この頃です。。

 みんなのコメントのサマリ

- 私も最近同じことを考えていた。私はあまり気にしないが、スタッフが気にしていてあまり良くない
- 最近、だいたいネガティブなことを書かれるのは、発熱外来かな。保険点数下がっても続けている。この姿勢もすこしは理解してほしいと思ったりする
- 頑張って診ても、「待たされる」、「診療が雑」、中には「こんなに待たせるなら最初から受けるな」と書かれる。このようなことは、私たちにとっては勲章かもしれないが、健康な若い方の発熱、風邪を当日診るべきかどうかはいろいろ考えさせられる

 セルフコメント

基本超褒められるか、超けなされるかの世界なので（笑）、周りへの影響は結構ありますよね。あれ、誰が得するんですかねー。内容も大抵一見様の書き込みばかりなので困ります。。。。

結局頑張ってみればみるほど、待たされるとか結構書かれますし、最近はリスクも考えて診察は最小限にしてますがそこも理解されないこともあってちゃんと診察しないとか勝手に書かれて疲弊することもあります。

こうなると頑張ってやる意味を感じなくなるよねー。。。。

開業後 942 日　　　　　　　　　　　＃患者数　＃適切な医療

 # 適切な医療のための患者数の上限って？

適切な家庭医療を提供することを考えた上で、1日の患者数の限界人数はどのくらいだろうか？と思っているのですがどうでしょうか？

あまりにも発熱患者さんが増えると、どうしても1人当たりの時間が減りますし、休み時間も減ったり残業も増えるので、スタッフのモチベーションにもつながる気がします。

そもそも私自身も燃え尽きないようにしないといけないですし。。。

普通にやれば、一人だと1コマ40人でも限界な気はしています（初診の数や内容にもよりますが）。1日80人くらいでしょうか。。。。

経営問題もありますが、流れる外来になっていないか、そもそもそういうことをやりたかったのか、患者さんからのフィードバックで考えさせれる今日この頃です。

 みんなのコメントのサマリ

- 個人的には閑散期・予約が少ない日は、かかりつけ以外も広く当日受診を受け入れる。繁忙期・予約が多い日、スタッフが少ない日は、かかりつけ以外の方は翌日以降に予約を取ってもらうような形にしたところ
- どういう人たちが来るかによるが、私のところでは、予防接種や健診を入れないで60人くらいの肌感覚。インフルエンザワクチンやコロナワクチンをバンバン打つ時期には、70〜80人だが、結構ギリギリ。毎日はやってられない
- 昼は授業とか在宅とか、施設とかがあるので、11：30で受付終了にしたり、最近では11：00で閉めることもある。それでも13：00を超えることが多いが…。午後の診療の患者さんに、他院に行ってくださいとも言えないので、そのままにしてる。18：00で電話対応終了にしているぶん、ギリギリの飛び込みは減っていると思いたい。燃え尽き気味なので、土曜午後、そして月曜の夜間診療は休止する予定。雑に回さざるを得ない日が続くと何をやっているんだろうかという気持ちになってしまう
- 今さら、子どもたちとの時間が残り少ないのを実感して、そちらにも時間を使おうというのもあったので
- できれば1時間で6人くらいが良い
- 80人とは疲れ切ってしまわないだろうか。継続性と適切なという

ところでは 60 人くらいが妥当という印象
- 実は年齢によっても適切に診られる人数は異なり、実感として 50 歳代後半になると 40 歳代より 2 割減くらいになる（PC 操作などのスペックが落ちるためかと）
- どこかで上限を決めておく必要はあるように思う。継続性と質と安全性の観点から
- もう少し、面で地域を支えられるようなアライアンスというかつながりというか取り組みというのができたらよいと思う。一人で地球を救えないのと一緒で、地域を救うには広いつながりがいりそう

セルフコメント

来院する人を最大限診るというスタンスには変わりはないんですが、あまりにもその人数が多くなりすぎると、診療時間も大幅に延長する傾向があるのと質の問題も出てくると思うので、どこかで工夫が必要かなと最近思っています。ここは自分がどういうクリニックにしたいか？という Vison に戻るという意味もあるかなと感じています。

昔と違って 1 年中発熱患者もいるので、常にピークが続いているような状況というのも、今までにない問題点になっているのかもしれないですね。

開業後 965 日　　　　　　　　　　　　　　　　　　　#有給休暇

有給休暇の事後申請はアリ？

有給は事前申請が基本だと思いますが、事後申請をどこまで認めるかという話がどうしたものかと。。。

みんなのコメントのサマリ
- 事後申請の有給休暇という感覚がない
- 以前、勤めていた病院も今の病院も、子どもの急な体調不良で休んだ場合、有給休暇の事後申請で対応しているようだ

セルフコメント

子どもが熱出して休むことが頻発するスタッフから以前の職場は事後に有給休暇はもらえたと言われて…。

子供のいない人の場合はどうなるのかな、とか公平性の問題や事後だと

人員の調整の問題など、いろいろ気になる点が出るのがやや問題になる気はします。基本は事前申請だとは思いますが…。

開業後 965 日　　　　　　　　　　　　＃忘年会　＃福利厚生

忘年会は必要？

忘年会って必要か？という話。

 みんなのコメントのサマリ
- 前任地で 7 年間なかった。楽なような…寂しいような…
- やりたい人がやりたい人とだけでやるといい。必要以上に介入してほしくないと思っている人は結構多くて、特に若手はそうだと思う。つまり会話をすれば説教されるんじゃないかと内心恐れているとか、心理的安全性を取れる距離の人って、人によってcomfortable と感じるところが違うので、そこに齟齬があるとギクシャクする
- 外勤先は、子育てしているスタッフが多く、ランチ忘年会結構参加しているが、参加するかどうかは本人次第で、うまくやっているようだ
- 昔は、忘年会じゃないけれど、スタッフだけの飲み会で、会計は医院持ちというのがあった
- うちは業務時間内のランチ忘年会＋大掃除
- 当院は必須
- うちはみんな楽しみにしている。コロナ禍でずっとスタッフの家族ごとにバラバラで行くようにしてもらっていた。そろそろみんなで行っても大丈夫かな

セルフコメント
うちはコロナ禍での開業なので、今まで物理的にやれなかったんですよねー。なんとなくその流れに慣れているのでそもそもニーズがあるのか悩ましいです。。。時代的に上司からの提案も難しいので。
うち主婦が多いので、夜はあまり希望がないんですよねー。結果的にむしろ必要悪になりそうで今までは自粛しています。

開業後 966 日

\#待合室　\#苦情

待合室のイス

「椅子固いんですけど」という話の流れで、最近発熱患者さんから「子供が調子悪いのに横になれない」という話もよくいただきます。うちの場合家族用に少し長いベンチと単身者用に1人用のスツールの組み合わせで椅子を置いてますが、結構長椅子に子供を寝かせている親御さんが多数います。

そのため座れず立っている人もいて、はてこういうのが今の常識なのか。。と思うことも多々あります。

そんな中で「椅子が硬い」、「横になれない」というフィードバックをいただくのですが、外来は今どき横になるようにアレンジするのが顧客サービスとして正しいということなのか？とふと考え中。

まあ、どうでもいい話かもしれないですが、もはや待合室にベット並べろという注文に近い。。。。

しかもほとんどこのパターンの人はインフルエンザ。。。

なんとなく電車の中で子供をシートに寝かせる親を想像するのですが、これが普通なんですかねー。。？

みんなのコメントのサマリ

> ●うちは発熱外来以後、基本、駐車場で待って、フードコートで使うようなベルで呼び出しの流れにしたので、車で横になってもらっている（たぶん）。その前は、受付や看護師がつらそうな人が目に入れば、処置室のベッドで休むことをうながすような感じだった

セルフコメント

処置用ベットもあるんですが、健診などで使うのと正直同時に3人とか横になりたがるので、足りないんですよね。。。

■その後

　患者数が2倍近くに増えてしまい、待ち時間が大幅に増えてから椅子の硬さを急に指摘されてきた気がしますが、椅子が硬いというよりも待ち時間が長いってことかと分析中。

開業後 972 日　　　　　　　　　　　　　＃人事　＃経営者
人事で気が滅入ることも

人事ってなかなか嫌な役割もしないといけないので気も滅入りますよね〜。

開業後 973 日　　　　　　　　　　　　　＃賞与　＃経営者
ボーナスの額をどうするか…

ボーナスの金額をどうするか…
こういうのが一番悩む。
あんまりもらった経験ないので普通がよくわからない…

 みんなのコメントのサマリ

- ナースステーションで看護師がよく話題にしている。だいたい増減の話…
- うちは半年の平均給与の半額で固定している
- うちは昨年 1.0 ヵ月、今年は 0.75 ヵ月。うちは週休 2.5 日なので、1 ヵ月は多いかなと思っているところだが、コロナバブルも終わったので少し下げた。院長の裁量範囲内だと思う。私はスタッフにいい顔をしたい自己自動思考との闘いと思っている（大げさだが）
- うちは夏と冬に一律 1.5 ヵ月ずつ。年に 3 ヵ月。今期はとても厳しい
- 一律にしないといけないのだろうか。繋ぎの時間をカバーしてくれた人には厚くしたい。院内規定に示してさえいれば、経営者の裁量でいいと思う
- うちは年間で 3 ヵ月くらい。夏に 1.4 ヵ月、冬に 1.3 ヵ月で、決算手当で 0.3 ヵ月としている。自分の中でこれくらいとしているだけで決まりはない。自分なりの評価で増減はある。社労士さんから結構がんばっているように言われた。うちより少ないところもあると思う
- うちは、ひとまず夏冬でそれぞれ 1 ヵ月分業績によりとしています。忙しいところでは、それなりにしないと（スタッフは）納得しないような…

セルフコメント

うちは最初厳しかったので全然でしたが、やっと人並みになんとか収入も入ってはきているので上げようか検討してます。ただコロナの加算もなくなり、来年度の診療報酬も減算のようなので、この先がまた下がってしまうのも微妙な気はしていますが。。。。

正解は何かわからないところですが、一生懸命働いてくれるスタッフのことを考えて冬は2としました。

何が正解かはわからないですが、最大限スタッフには還元できればという思いです。来年も続けられるといいですねー

開業後980日 ＃web問診　＃仕事の効率化

Web問診

ここ半年web問診を導入して、診療の流れが変わった気はしています。
事前に聞きたいことをおおよそ聞けているので、診療に入るまでの時間がスムーズになる。
そのため1人当たりの外来時間が短くなる傾向がある。
一方で今まで問診票を見ながら、話を聞いてその中でコミュニケーションや鑑別などを考えてきた感覚があったのですが、そこが本題にストレートに入りすぎることで、医師患者関係の構築に若干影響が出る気もしています。
ある意味効率化の裏がえしの気もしますが、IT化が進む現代の医療にこちらがどうあわせていくかというポイントもあるでしょうか。
学生さん指導などで予診をとってもらうと、実はすでにほとんどの答えがすでにあるという現状なので、そこもどうしたらいいのかなーと考えています。

開業後983日 ＃人事　＃有給休暇

人事もやっと落ち着いてきた

最近は「今度○日休みます。有休とります」、「はいどうぞ」というラインワークスのやりとりばかりしている気がしますが（笑）、スタッフが有休取りやすい職場になってきているのは良い傾向な気がして、やっと人も落ち着いてき

たなーとなんとなく感じています。
医療事務がなかなか落ち着ききらないですが、この業界会計までできる人（レセプトはできなくても可）ってなかなかいないもんですねー。。。自動化の方が時代が早くきそうですが。。。。

■その後
　開業している友人と話をしたところ、最近は医療事務を雇用する場合むしろ全く経験していない人を雇って少しずつ勉強してもらうほうが人材確保としても問題が少ないとのことでした。その代わり、レセプト前にレセプト点検業者に外注して点検してもらい、その内容をフィードバックして勉強してもらうようにしているとのことでした。電子カルテもほとんど自動化して入力してくれるので、医療事務の経験が必ずしも必須ではなくなってきている気がします。

開業後 996 日　　　　　　　　　　　　　　　　　　　　#振り返り
12年前の自分の目標

10年経ってまあまあ目標に近い事はできている気はします。
12年前
この日の思い出を見る

2012年1月2日・
明確な5年後を想像しながら本日は計画作り。5年後、10年後をはっきりさせるというより、今自分がやるべきことは何なのかを確認する意味が大きいです。
昨年できたこと、できなかったことをはっきりさせて、できなかったのはなぜか？を改めて見つ直すのも、いいもんです。
余裕がなくなると、本来すべきことよりもまた別の意味のルーチンの毎日に追われるような印象。
今年はできる限り自分のやりたいことに時間を割けるようにタイムマネージメントを意識的にやっていきたいです。

開業後999日 #レセプト

自分のやること

とりあえず自分のやることを一つひとつ。
月の仕事が奇跡的に終了。

あとがきに代えて

本では教えてくれない
「家庭医の開業日記」
開業準備編

（2021年日本プライマリ・ケア連合学会
秋期セミナーでの発表スライドから）

本書は、筆者がSNSでのつぶやきの中から、開業後直面してきたいろいろなマネジメントを中心にお伝えしてきましたが、実は、開業前の準備段階からSNSで投稿を続けておりました。その内容について日本プライマリ・ケア連合学会の生涯教育セミナー（秋期セミナー2021年9月19日）でご報告する機会をいただきました。
そこで、そのとき使用したスライド内容をそのままご紹介し、開業前の準備の様子を箇条書きながら簡単にお伝えしたいと思います。
なお、セミナーで発表したスライドをそのまま使用しておりますが、極めて個人的なことなど一部改変しました。
開業後のマネジメントとともに、開業前準備についても併せて参考にしていただければ幸いです。

■ポイント1：そもそも開業するかしないか
・そもそも、家業だったのであまり悩みはなかった
・父の急死で大義名分がなくなった
・指導医との出会い
・なんで開業したいのか？ Mission、Vision は？
・開業医は楽？病院に疲れたから開業するは危険
・家庭医の開業は社会的起業と医療の融合の可能性

自分の興味の問題
新しいことを好むか否か
医療以外のビジネスに興味があるか
まずやるべきことは Mission,Vision の作成
理想がビジネスとして成立するかを検討する

■ポイント2：開業するならいつ？
・埼玉医科大学卒業
・東京医科大学　総合診療科　3年
・川崎セツルメント診療所　所長　5年→具体的に開業を検討 /LTF/ 経営
・埼玉医科大学総合医療センター救急科　2年
・東京医科大学 総合診療科　3年→**具体的に開業を検討**
・my CLINIC 開業

多くの場の経験は自分を助けてくれる
強みは？　Special interest をどうするか
開業は早い方がいい
家族の問題（子供の受験・親の介護 etc）

■ポイント3：開業するまでにやって良かったこと
【臨床】

総合診療科	・病名ではなく主訴からマネジメントする訓練
クリニック	・地域で必要とされている医療の経験（Common、在宅） ・チームマネジメント、管理者としての経験
救急医療	・突き抜けた経験・緊急時の対応・外傷診療の経験

【マネジメント】
・経営分析・経営戦略の基礎的な知識
・開業ノートの作成

■ポイント４：開業を決めたらどうするか？
・まずは場所を決める。その場所でやりたい理由は？ Mission、Vision
・戸建てでやるか賃貸でやるか。継承か新規か
・建て貸しという手段も
・退職の意向は **1 年前**には伝える。引き継ぎ・役職を引き受けるか etc 円満な退職ができるように最大限努力する
・できれば**開業前半年**は時間を自由に使えるようにするのがベスト
・開業までの期間は最低１年必要。私の場合は２年（実質７年）
・コンサルタントは必要か？→**必要**。仕事しながらでは経験上難しい

■ポイント４：開業を決めたらどうするか？　［場所］
・自分の Vision が「**生まれ育った場所で、地域のために何か還元したいという思い**」が強かった→ My Vision の確認
・他の地域での医療を経験して、地元への愛着を再認識
・元々父の医院のあった土地が「**市街化調整区域**」で転売や他の使用が困難だった
・診療圏調査もそれほど悪くなかった（あてになるかは不明）
・元々医療過疎地域で、さらに地域のクリニックの先生の高齢化など世代交代もあった
・元々親が開業していた場所なので、潜在ニーズやロイヤルカスタマーの存在は期待できると考えた
・幹線道路の１つ奥。右カーブ。マクドナルド・洗車場・ガソリンスタンドの存在

自分の開業ニーズにあった場所と戦略的な優位性の確認

■ポイント４：開業を決めたらどうするか？　［場所＝立地戦略］
・マーケット規模：人口量・人の流れ
・ターゲットの存在

- 交通量・通行量
- 認知性：視界性・周知性
- 建物構造：駐車場の広さ・間口の広さ・入口複数
- 基準は「道の左側」 日本は左側通行
- 信号の手前より信号の奥のほうが出やすい
- 右カーブがベスト。ドライバーの視界に入りやすい
- ゾーン効果　複数店舗による相乗効果

■ポイント４：開業を決めたらどうするか？　[ターゲットをどうするか]
- 誰をターゲットとするか
- 家庭医療をベースに考えると赤ちゃんからお年寄りまで
- **家族の中心はお母さん**。特に若いお母さん世代がkey
- お母さんが気に入れば子供を連れてくるし、夫も受診する
- お年寄りは中々かかりつけを変えない
- 若いお母さん世代が来院したくなるクリニックとは？
- 病気の人以外も集まる地域のコミュニティのハブのような存在を作るには？
- スタッフも自分もその場にいてワクワクする楽しめるクリニックとは？
- 自分自身もカフェや建築や家具が好きというバックグラウンド
- いかにもな病院は嫌。地域から「病院」という存在で距離ができる
- いざというときに他に転用が可能

若いお母さんがターゲット
思わず来たくなるクリニック作り
病気以外でも来たくなる理由をつける
人に話したくなるクリニック
スタッフも楽しめる
いざというときに転用が可能
おしゃれでカフェが併設されたクリニック

■ポイント４：開業を決めたらどうするか？　[誰に相談するか？]
- 自分の想いを形にしてくれるパートナーを探す

- そもそもビジネスとして成立するか？
- コンサルタントも多種多様
  →薬局系・医療機器メーカー・税理士 etc
- 家庭医の先輩と一緒に開業した実績のあるところに依頼
  →たまたま高校の同級生が同じ会社に
- カフェ・クリニックなどで検索。イメージしているクリニックとの出会い

建物は設計士に、そのほかのマネジメントはコンサルタントに依頼

■ポイント4：開業を決めたらどうするか？ ［設計士・コンサルタントの共通］

メリット	デメリット
・**複数の意見が聞ける**	・ときに意見が対立する
・予算の現実を提示しやすい	・全体の動きが遅くなる
・一方的な話になりづらい	
・医療の常識と建築の常識の相違を共有できる	

■ポイント4：開業を決めたらどうするか？ ［設計士］

メリット	デメリット
・自分の理想とするクリニックを具体化してくれる	・導線の問題
・明らかに既存のクリニックよりおしゃれにできる	・医療の当たり前が伝わりづらい
・周囲との差別化	・工期が長い
・家具などの提案	・打ち合わせが2倍かかる
・全体イメージの統一	・コストの問題。特に設計料
・建築業者への対応	

■ポイント4　開業を決めたらどうするか？　［設計士　最大の後悔］

・設計料問題

・相場を知らなかった
・契約書の細かいところまでを確認しなかった
・家具選ぶだけで5%

設計料の相場は5%〜15%。ただし15%は高すぎる
設計料以外にも報酬が設定されていないかを確認する
契約書はその場でサインせずに、
必ず持ち帰って複数の人の目で確認を

■ポイント4：開業を決めたらどうするか？　［コンサルタント］

メリット	デメリット
・事業計画書の作成を手伝ってくれる ・開業までの大まかな段取り ・各企業の紹介（銀行・建築業者・税理士・社労士・各種宣伝・内覧会関連etc） ・各種届出（開業届etc）	・コンサルタント料 ・指定された機器の購入 ・ある程度指定された中からの人選etc

自分が使いたい機器・人選などは指定はできる
全てをマネジメントするのは正直無理
信頼できる仲間・先輩からの紹介は1つの基準にはなる

■ポイント5：事業計画と設計

設計士	コンサルタント
・ヒアリングと設計 ・カフェ併設のクリニックが可能かを行政に確認 ・設計図の作成と見積り ・設計会社の候補と決定	・一般的なクリニックのイメージでの事業計画の設定 ・医療機器・その他器具・運転資金など ・設計の完成に合わせて予算のすり合わせ

予算オーバーの場合は、設計のやり直しと見積りを繰り返す
あまりにも理想的なイメージを追いすぎるとこのやりとりに時間がかかる

■ポイント５：事業計画と設計　［無駄な出費の回避］
・ある程度構造設計などを決めてからのやり直しは、再度コストがかかる場合がある
・どこからやり直すとコストがかかるかは事前に必ず説明を聞いておく

■ポイント５：事業計画と設計　［設計］
・桜の木を中心に
・**コーヒースタンドは人が集まる中心的存在に**
・**芝生は無駄か？駐車場にすべきか問題？**
・事務と診察室の距離を近くする
・処置室の死角問題。扉は必要か？
・スタッフ用トイレの確保
・院長室は作るべきか否か　着替え問題？
・診察室は２つ以上が便利。入口は複数確保するべし
・トイレは男性・女性だけでいいのか？

■ポイント６：建築会社の決定
・元々実家・自宅を建設してもらった建築会社にお願いした
・ただし、相見積りを出すために複数建築会社にも依頼
・値段だけを見ると、ある程度差もあったが、信頼している業者に最終的にはお願いした
・値段の交渉などは主に設計士にお願い→間に入ってもらうことで、シビアに交渉が可能。建築会社とのやりとりも私自身との間には遺恨はなし

　　　全てコンサルに任せると、設計・建築以降コンサルの意向が
　　　　　　　反映される可能性がある。

■ポイント７：銀行の選定
・コンサルタントがどこの銀行が通りやすいかなどは把握している
・過去の取引や実績はあまり考慮されない印象
・特に大手都市銀行はまず個人事業主を相手にしないと思って間違いない
・親世代や現在でもそれなりの額の取引実績のある銀行にも、ほぼ相手にされず

- 最終的には、地方銀行が融資を快諾してくれた
- 銀行には事業計画を提出。内容が説明できるようになる必要はある
- 開業するにあたり Vision や Mission、理念や過去の実績をまとめたものも提出→どこまで影響があったかは不明だが。。。。
- 銀行員も人対人の関係。良い人間関係を作る努力は必要
- 借入期間をなるべく長く。特に建築費用は「25年」を目標に。
- コロナ禍は耳鼻科・小児科標榜は特に厳しい（現在は？）

都市銀にはまず相手にされない
借入期間をとにかく長くする
開業理念・組織の Mission をアピール

■ポイント8：銀行からの借入と預金
- 借入した時点で返済が始まる（利息のみ）ため、なるべく借り入れはギリギリまで粘る
- 支払いが前払いのものが多々出るため、借入でも対応できるがある程度の余剰資金は必要
- 開業後も経営が安定するまでは自身の給与は出ないと考える
- 全て借入金でもまかなえるが、預金はあったほうが良い
- 歳とると借金は明らかにリスク。借金は若いうちがベター

最低半年・できれば1年は生活していけるだけの
余剰資金を貯めておく

■ポイント9：医療機器の選択
- 経営的にも家庭医として開業するなら最初はできる限りマイクロで考える
- 心電図・レントゲン・採血迅速機器（血算・CRP・HbA1c）・オートクレーブ
- **ワクチン専用冷蔵庫**は急遽導入。入れてよかった
- 当初ポケットエコーのみ購入予定だった→緊急性の r/o のみと考えた
ポケットエコーだと画像が残しづらく、算定が不透明
慢性疾患の患者さんが当初から継続エコーフォローのニーズが高かった
エコー検査の収入が経営的にもメリットがあった
置き型エコーへの変更と、信頼できる検査技師への定期的なエコー検査のお願い

→安定した収入と、患者満足度の増加
技師さんからの紹介で、エコーも安く購入が可能

医療機器は最低限で
外傷を診るならオートクレーブも検討
ワクチン専用冷蔵庫は要検討
エコーを購入するなら最初から置き型

■ポイント9：医療機器の選択　[医療材料]
・迅速検査キットや検尿コップ・尿試験紙など、開業時に必要な物品が何かは開業当初わかりづらい
・卸が開業セットなどを提供してくれることもあり、まずはそれで対応しながら、足りないものを付け足していく感じが良い
・当初尿コップがなくて尿検査ができなかった。。。
・卸との付き合い方も人それぞれ。2社程度選択し、普段から取引していると、インフルエンザなどの予防接種のときに対応してもらえる
・乳幼児の予防接種は相見積りをして、検討すると良い
・基本的な物品は、アスクルなどWebで対応可能。コストも時間も早いことが多い

■ポイント10：医療機器以外の機械の選択
・電子カルテ・予約システム・プリンター・コピー機・自動精算機・FAXなど
・電子カルテは自分が使いやすい物を選択
・条件をいくつかあげて実際にデモをする（レイアウトの自由性、家族図の作成など）
・小児を診る・若い人をターゲットにするには予約システムは必須
・プリンター・コピー機はメーカーから無条件で指定されるが、ランニングコストを考えて自分で調査して指定
・効率・コロナ禍/コロナ後を考えると自動精算機・カード決済は必須
・FAXは医師会活動を考えると導入しないわけにいかない

電子カルテの選択には時間がかかる

予約システムは差別化には必須
コピー機やプリンターなど毎日使うものはランニングコストを考える
自動精算機・カード決済は必須

■マイクロプラクティスをどう考えるか

・できれば設備は最低限で開業するほうがリスクは少ない
・マーケティングや経営だけを考えたら、心電図だけ、事務1人・医師1人の様な診療所がリスクは少ない
・今回こだわったのは、「病気の人以外も集まるクリニック」、「カフェのようにクリニックらしくないクリニック」
・そもそもソロかグループか？
・外観など建物にコストがかかった分、最終的な予算が増加した

自分がやりたい形はどういうクリニックか？
経営だけにこだわれば、ミニマムもあり
ただ効率だけを考えた開業がしたいのか？
「開業する意味」を考えるのが大切

クリニックの外観	・デザイン性の高い外観を使用 ・単純に自分の趣味 ・元々カフェが好き ・病気以外の人にも集まってもらいたい ・医療機関の宣伝の限界 ・周知、SNS映え ・「若いお母さん」がターゲット ・ピクトやサインは別会社に依頼
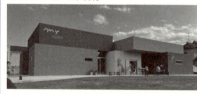	
入口付近に併設したカフェ	・職員の福利厚生的な役割も ・職員採用における差別化 ・「こういう職場で働きたい」というモチベーション ・周囲へのインパクト ・社会的処方としての可能性 ・医療機関と認識されないジレンマ
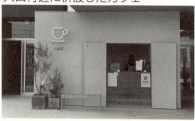	

■クリニック建設での工夫
・導線に注意。事務と診察室を最短に
・入口を3つ、診察室を2つ→感染隔離を可能に
・椅子は1人がけを中心に採用
・シンボルとなる「桜」を中心に過去と今をつなげる
・裏導線にグラム染色ができる場所を確保
・スタッフルームは必須
・スタッフ用トイレも別に用意

■ポイント11:周知・宣伝
・今やホームページ(HP)は重要なアイテム
・最初に調べるのはHP
・内容を充実させる
・開業前にHPが完成しているのが理想
・電柱看板もインパクト重要
・全てはHPに集約させる
・医療広告ガイドラインに注意する
・自分で更新できるかはポイント
・現実は開業当初HP作成にコストがかけられなかった
・内容を詰める時間がなかった→なるべく早めに戦略を考える

■ポイント12:クリニック名
・クリニックのMission、Visionに合わせて納得できる名前を考える
・アイデアを出して自分で考える
・「ファミリークリニック」は飽和状態
・恒久的に地域の医療施設として存在してほしい希望もあり、あえて個人名は入れないことに
・田舎だと「苗字+医院」パターンが多いため、意図せず差別化される
・想いを名前に。物語を形に

「家庭医はあなたを専門にしている医師です
(The doctors who specialize in you)」と言う言葉があります。
私達は、みなさん一人ひとりの「私のクリニック(My Clinic)」でありたい

という想いを込めて、
「my CLINIC」と名付けました

■ポイント13：診療時間
- 基本は1日8時間　週40時間
- 収入の不安から外勤は残すことに。水曜日を休日にした
- 朝早くや夜遅くは小児ニーズや会社帰りのニーズを考えて設定
- 一方スタッフにとっては朝早く夜遅いと子育て世代が働きづらくなる
- 8:15～11:30、15:00～19:00
- 受付時間を診療時間30分前にしたが、勘違いする人が多い
- 昼が長いこともデメリットにもなる（家が遠いスタッフは帰れない）

自分の医療ニーズと合わせて考える
周囲との差別化　時間をずらす
患者さんの便利さ≠スタッフの働きやすさ

■ポイント14：標榜科
- 家庭医療とは標榜できない（2021年時点）。内科・小児科が一般的
- 地域柄外科は少ない。救急の経験や過去に外科で開業していた地でもあるため、強みとニーズを考えて外科標榜を追加
- メリットはやはり潜在ニーズがあること。患者さんの幅が広がる
- デメリットは、自分の診療能力やクリニックの限界を超えて患者さんが来る場合がある
- 地域によっては医師会の意向も入る

地域ニーズと自分の能力を合わせて考える
地域によっては、医師会への事前相談も必要

■ポイント15：勤怠管理
- コスト的には昔ながらのタイムカード。ただし集計が大変
- 集計や今後の経営拡大を考えているのならばクラウド管理がお勧め
- 当院はKing of Timeを導入 (https://www.kingoftime.jp/)
- 1人300円程度。細かい設定も可能

・月の勤務の締めも簡単にできる
・残業管理も自動で OK

勤怠管理はクラウド型がお勧め

■ポイント 16：セキュリティ
・防犯は SECOM か ALSOK が一般的
・地域の状況や見積り次第で大差はない
・大抵過剰設定を提案されるので、どこまで必要かは吟味が必要
・防犯カメラは受付上・駐車場がベター
・防犯カメラの後での追加はコストが高くなるのでやるなら最初から
・駐車場トラブルは必発なので、防犯カメラの駐車場設置はお勧め
・患者さんが来たのもわかるため、マネジメントにも役立つ

駐車場は初めから防犯カメラを設置する

■ポイント 17：アプリケーション

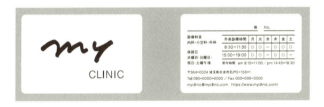

■その他
・人事採用に関して
・医師会との関係性に関して
・卸との付き合い
・スタッフ間コミュニケーションツールについて

■結論
・理論も大切だが、やってみないとわからないことはたくさんある
・地図なしで航海することは不可能だけど、陸でいくら夢を語っても意味はない
・自分の身銭を切ることは緊張感が全然違う
・遊び心を大切に。Key word は enjoy ♪

索引

索引

【あ行】

空き時間 …………………………………………………… 18、41
悪徳業者 …………………………………………………… 24
安全管理 …………………………………………………… 24
異業種交流 ………………………………………………… 121
育児世代（スタッフの）…………………………………… 115
一見患者 …………………………………………………… 105
iDeCo ……………………………………………………… 118
医薬品卸 …………………………………………………… 97、102
医療従事者届出 …………………………………………… 123
医療相談 …………………………………………………… 115
院長権限 …………………………………………………… 101
院長室 ……………………………………………… 28、92、132
院長の休暇 ………………………………………………… 128
院長の決断 ………………………………………………… 24
院長の健康管理 ………………………… 53、55、107、113、135
院長の指示 ………………………………………………… 37、112
院長の収入 ………………………………………… 23、34、56
院長の負担 ……………………………………… 30、34、44、80
院長夫人 …………………………………………………… 68
院内改善 …………………………………………………… 47
院内広報誌 ………………………………………………… 99
web問診 ………………………………………………… 135、150
受付終了時間 ……………………………………………… 33
SNS ………………………………………………………… 51、143
SNS対策 ………………………………………………… 70、112、143
MSW ……………………………………………………… 115
縁故採用 …………………………………………………… 39、51
オンライン診療 …………………………………………… 79

【か行】

開業医のイメージ ……………………… 58、72、76、109、117、122
開業医のメリット ………………………………………… 125
開業ノート ………………………………………………… 155
開業日 ……………………………………………………… 16
開業前準備 ………………………………………………… 14
会計 ………………………………………………………… 75、118
会計システム ……………………………………………… 121

学会参加	117、123、131
患者アンケート	129
患者数	144
患者説明資料	128
患者対応	32、95
患者トラブル	105
看板	49、67、71
機器管理	134
キャッシュフロー	44
キャッシュレスシステム	75、121、125
休暇取得	140
求職者	45、141
休診日	98
給与	23、127
業務の外注	81
銀行	159、160
銀行振込	127
勤怠管理	18、164
勤務医との違い	29、39、43、53、57、68、72、91、94、118、123、131
苦情	117、121、126、133、148
口コミ戦略	17、27
口コミ評価	70、112、143
クリニックの間取り	110
クリニック名	35、163
グループ診療	100
クレド	12、108
黒字化	38
経営サポーター	68、33
経営者（の立場）	37、68、73、85、87、101、113、114、118、121、131、132、135、149
経営状況の公開	120
経営不安	19、31、44、132
経営理論	114
欠勤届	143
研修義務	119
健診	16
健診業務	57、71
公費負担医療	54、55
広報戦略	27、41、49、56、99、103
こだわり（院長の）	35
個別指導	92、93

項目	ページ
コミュニケーション	51
コミュニケーションスキル	43
雇用	115
コンサルタント	155、157、158

【さ行】

項目	ページ
在宅医療	65、75、94、106、108、136
財務諸表	73
採用	34、39、40、51、129、138、141
産休	123
残業	31、36、48、59、91、97
時間外診療	32、95
時間外手当	59、82
時間外労働	64
事業計画	19、87、158
事業予想	19
自己診療	107
仕事の効率化	31、36、91、134、150
指示伝達	51
叱責	85
質の担保	81
自動精算機	75
自費	55、96
社会保険労務士	33、68
集患対策	26、27
就業規則	64
受診理由	45、56
主病名	62
紹介患者	65
小規模事業共済	118
情報共有	124
賞与	102、149
常連者	139
書類作成	63
書類の管理	84
人件費	90
人事	34、53、138、149、150
人事考課	22、97
診診連携	65
診断書	96
人的マネジメント	140

診療外業務	44、63、82、84、111、134
診療時間	33、96、164
診療報酬制度	46、61、62、71、91
スタッフ格差	22、36、43
スタッフ教育	49、50、119、120
スタッフとの関係	49、63、85、101、105、112、138
スタッフ満足度	20、55、140
ストラテジー	103、106
ストレス(院長の)	55
セールスポイント	103
請求漏れ	55、91
税理士	26
セキュリティ	165
設計士	157
設計の想定外	28、124、132
宣伝	67、71、163
増患対策	17、29、139
組織拡大	75
損益分岐点	38

【た行】

退職者	43、47、53、63、114
ターゲット層	156
チームビルディング	34、41、66
チームリーダー	44
チームワーク	20
地域住民	114
地方厚生局	92、93
駐車場不足	124
釣銭問題	118、125
定着	43、66
適正人員	58、90
適切な医療	144
デザイン(クリニックの)	27
ドアノブコメント	29
倒産	31

【な行】

内覧会	12、13
24時間対応	108、140
認知度	27、80

ネットバンキング ……………………………………………………………… 127

【は行】
パソコン入力 …………………………………………………………… 98
働きがい ………………………………………………………… 20、45、55
初経験 ………………………………………………………………… 26
ハラスメント ……………………………………………………… 103、105
非常勤スタッフ …………………………………………………… 101、102
ビジョン …………………………………………………………… 74、108
必備器具 …………………………………………………………… 124、134
一人診療所 ……………………………………… 30、65、108、136、140
fax ………………………………………………………………………… 124
フィードバック ……………………………………………………………… 50
福利厚生 ………………………………………………………………… 147
扶養家族 ………………………………………………………………… 101
振り返り …………………………………………… 26、39、60、78、92、151
ホームページ …………………………………………………… 41、56、163
法人成り ………………………………………………………………… 142
保険外収入 ………………………………………………………………… 57
忘年会 …………………………………………………………………… 147

【ま行】
待合室 …………………………………………………………………… 148
待ち時間 ……………………………… 45、77、88、100、111、117、130
慢性疾患管理 ……………………………………………………………… 46
ミーティング ………………………………………… 42、48、54、74、110
面接 ………………………………………………… 39、40、51、123、129

【や行】
有給休暇 …………………………………………………… 58、146、150
予約システム ………… 64、77、88、100、111、117、121、126、129、130、133

【ら行】
ランニングコスト ………………………………………………………… 134
立地戦略 ………………………………………………………………… 155
理念 ………………………………………………………………… 49、108
留守番電話 ………………………………………………………………… 98
レセプト …………………………………… 26、54、57、61、62、85、128、152
レセプト件数 ……………………………………………………… 132、143
レセプトチェック ………………………………………………………… 29、81
労災 ………………………………………………………………………… 55

労働環境 ………………………………………………………… 22
労働基準法 …………………………………………………… 64、123
労務管理 ……………………………………………………… 18、33

【わ行】
ワークシェア ………………………………………………… 30、101
1 on 1 ……………………………………………… 50、54、84、103、111

著者紹介

遠井 敬大（とおい たかひろ）
myCLINIC 院長

埼玉医科大学卒業
東京医科大学総合診療科で家庭医療研修後、川崎セツルメント診療所・埼玉医大総合医療センター救急科・東京医科大学総合診療科スタッフを経て2021年4月 my CLINIC を開業
専門は家庭医療・総合診療

開業の現実(リアル)
"いいね!"に支えられた
新米開業医の999日の記録

2024年11月20日　初版　第1刷　発行

定価:本体2,400円＋税

●

著者
遠井　敬大

●

発行所
株式会社プリメド社

〒532-0003　大阪市淀川区宮原4-4-63
新大阪千代田ビル別館
tel=06-6393-7727
https://www.primed.co.jp/
振替00920-8-74509

●

デザイン
エムズ・アド

●

印刷
モリモト印刷株式会社

ISBN978-4-938866-77-8

プリメド社のクリニックマネジメントブックス

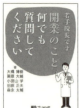

開業して数年目の開業医が忘れないうちに伝えたい開業準備のコツ

若手院長です 開業のこと何でも質問してください

大橋 博樹　栗原 大輔　小宮山 学　田原 正夫　森永 太輔 著　**電子版あり**

クリニック開業準備は、マニュアル通りに進まないもの。迷いも悩みも不安もある……。若手開業医が、うまくいったこと、失敗したこと、苦労したこと、想定外だったこと、悩んだこと、などについて、それらを自分なりにどう解決していったかを記憶が新しいうちにありのままの視点で率直にコメントしたもの。

A5 判　189 頁　定価：2,750 円（税込）　ISBN978-4-938866-66-2

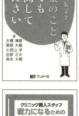

未経験者が1ヵ月で実務をこなせるまでステップアップマニュアル

クリニック新人スタッフ 戦力になるための1ヵ月マニュアル

地域クリニック経営戦略委員会　著

常にスタッフの人材不足の診療所では、新人を採用したらできるだけ早く実務についてほしいものの、じっくり教育する余裕もなく研修システムもない。本書は、診療所に入った新人が、業務に必要となる"患者さんとの接し方"や"患者さん情報のパソコン入力"などを、最初の1ヵ月にステップアップしながら集中してひととおり学び、チームに戦力として加われるようになることを目的としたマニュアルである。

B5 判　67 頁　定価：1,760 円（税込）　ISBN978-4-938866-71-6

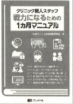

知ってるようで知らなかった診療所経営の本質を要点に絞って解説

コンサルタントへの相談でわかる クリニック経営のエッセンス
－院長先生からの FAQ36 ケース

公益社団法人日本医業経営コンサルタント協会　編

開業医は、経営の非専門家であり、コンサルタントがサポートしてくれるものの、それでも多くの経営の知識を要求される場面も多い。しかし、経営のすべてをマスターすることは困難だ。知っているようで実はよくわからない経営用語も多い。コンサルタントは、そんな院長からの素朴な質問をよく受ける。そんな質問こそ知っておくべき経営の本質であり、本書を活用してその本質を徹底的に押さえておきたい。

A5 判　151 頁　定価：2,640 円（税込）　ISBN978-4-938866-70-9

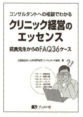

スタッフとのトラブルにこんな解決策もあったんだという事例集

悩めるクリニック経営者のための もうイラつかないスタッフとの関係づくり

永野 光　著

診療所経営者にとって、"人（スタッフ）"の問題が「一番大変」といわれる。スタッフにとって、世代の違い、専門家と非専門家の対立、なじみのない医療の慣習、不規則な終了時間、などなどトラブルの理由はいろいろあるが、診療に集中したい経営者にとって人のマネジメントは頭痛の種。そんなトラブル相談をいろいろな施設から受けてきた著者が経営者と一緒に考え、ともに対応してきた経験を事例として具体的に紹介

A5 判　127 頁　定価：2,200 円（税込）　ISBN 978-4-938866-72-3

患者さんもスタッフも「ありがとう」の言葉があふれるクリニックづくり

クリニック経営簡単実践アイデア集 3
－院長先生のための 164 の知恵袋　**電子版あり**

鈴木竹仁　著

これまでの本シリーズと同様、日常の診療の中で起こりうるテーマを読みやすくまとめ、著者の豊富な経験をもとにした"実践的"、"実務的"、"現実的"、"具体的"なアドバイスを満載。内容は、大きく「ヒト：患者さん／スタッフ」、「モノ：ハードの改善、広告など」、「カネ：会計税財務分析」など多岐にわたり、時代の変化に沿って、新しい視点も追加。

B5 判　299 頁　定価：3,960 円（税込）　ISBN 978-4-938866-69-3

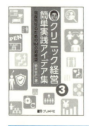

https://www.primed.co.jp

これら書籍の立ち読みを模擬体験していただける"立ち読み動画"をご覧ください